Docteur D. SCIALOM

*grunal*

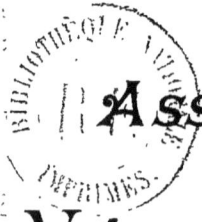

# Associations

# Névroso - Organiques

## (Hystérie et Neurasthénie)

MONTPELLIER

G. FIRMIN   MONTANE ET SICARDI

# ASSOCIATIONS

# NÉVROSO-ORGANIQUES

## (HYSTÉRIE ET NEURASTHÉNIE)

PAR

## D. SCIALOM

DOCTEUR EN MÉDECINE

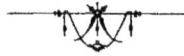

MONTPELLIER

IMPRIMERIE Gustave FIRMIN, MONTANE et SICARDI

*Rue Ferdinand-Fabre et quai du Verdanson*

—

1902

# PERSONNEL DE LA FACULTÉ

MM. MAIRET (✻) . . . . . . . . . Doyen
FORGUE . . . . . . . . . . Assesseur

## Professeurs

| | |
|---|---|
| Hygiène . . . . . . . . . . . . . . . . . MM. | BERTIN-SANS (✻) |
| Clinique médicale . . . . . . . . . . . . | GRASSET. (✻). |
| Clinique chirurgicale . . . . . . . . . . . | TEDENAT. |
| Clinique obstétric. et gynécol . . . . . . | GRYNFELTT. |
| — — ch. du cours, M. VALLOIS. | |
| Thérapeutique et matière médicale . . . | HAMELIN (✻). |
| Clinique médicale . . . . . . . . . . . . | CARRIEU. |
| Clinique des maladies mentales et nerv. | MAIRET (✻). |
| Physique médicale . . . . . . . . . . . . | IMBERT |
| Botanique et hist. nat. méd . . . . . . . | GRANEL. |
| Clinique chirurgicale . . . . . . . . . . | FORGUE. |
| Clinique ophtalmologique . . . . . . . . | TRUC. |
| Chimie médicale et Pharmacie . . . . . | VILLE. |
| Physiologie . . . . . . . . . . . . . . . | HEDON. |
| Histologie . . . . . . . . . . . . . . . . | VIALLETON. |
| Pathologie interne . . . . . . . . . . . . | DUCAMP. |
| Anatomie . . . . . . . . . . . . . . . . | GILIS. |
| Opérations et appareils . . . . . . . . . | ESTOR. |
| Microbiologie . . . . . . . . . . . . . . | RODET. |
| Médecine légale et toxicologie . . . . . | SARDA. |
| Clinique des maladies des enfants . . . . | BAUMEL. |
| Anatomie pathologique . . . . . . . . . . | BOSC |

*Doyen honoraire :* M. VIALLETON.
*Professeurs honoraires :* MM. JAUMES, PAULET (O. ✻).

## Chargés de Cours complémentaires

| | |
|---|---|
| Accouchements . . . . . . . . . . . . . . MM. | PUECH, agrégé. |
| Clinique ann. des mal. syphil. et cutanées | BROUSSE, agrégé. |
| Clinique annexe des mal. des vieillards . . | VIRES, agrégé. . |
| Pathologie externe . . . . . . . . . . . . | DE ROUVILLE, agr. |
| Pathologie générale . . . . . . . . . . . . | RAYMOND, agrégé. |

## Agrégés en exercice

| MM. BROUSSE | MM. VALLOIS | MM. IMBERT |
|---|---|---|
| RAUZIER | MOURET | BERTIN-SANS |
| MOITESSIER | GALAVIELLE | VEDEL |
| DE ROUVILLE | RAYMOND | JEANBRAU |
| PUECH | VIRES | POUJOL |

M. H. GOT, *secrétaire.*

## Examinateurs de la Thèse

| | |
|---|---|
| MM. GRASSET ✻, *président.* | MM. RAUZIER *agrégé.* |
| BOSC, *professeur.* | RAYMOND, *agrégé.* |

La Faculté de Médecine de Montpellier déclare que les opinions émises dans les Dissertations qui lui sont présentées doivent être considérées comme propres à leur auteur; qu'elle n'entend leur donner ni approbation, ni improbation

A LA MÉMOIRE DE MON PÈRE


A LA MÉMOIRE DE MES GRANDS-PARENTS


A MA MÈRE


A MES SOEURS


A TOUS MES PARENTS


A MES AMIS


D. SCIALOM.

A M. le Professeur-Agrégé BRAQUEHAYE

A M. le Docteur BRÜCH

CHIRURGIENS A L'HÔPITAL CIVIL FRANÇAIS DE TUNIS

*Tous nos remerciements pour l'amabilité avec laquelle*
*ils nous ont reçu dans leur service respectif.*

# A M. JAULMES

PROFESSEUR DE RHÉTORIQUE AU LYCÉE CARNOT DE TUNIS

# A TOUS MES MAITRES

DE LA FACULTÉ DE MÉDECINE DE MONTPELLIER

D. SCIALOM.

## A MM. ESTOR, CARRIEU, PUECH, VALLOIS, VIRES, BROUSSE, FORGUE, TÉDENAT,

*Qui, pendant les stages que nous avons faits dans leur service, nous ont honoré de leur sympathi que attention et de leurs bienveillants conseils.*

## A MM. DE ROUVILLE ET GRANEL

*Qui nous ont honoré de leur amitié, de leurs sages et fréquents conseils.*

## A M. LE PROFESSEUR-AGRÉGÉ RAUZIER

*A qui tout étudiant de la Faculté de médecine de Montpellier doit une reconnaissance inaltérable pour le dévouement qu'il met dans son enseignement clinique. Nous lui devons, en outre, tous nos remerciements pour nous avoir inspiré l'idée de notre modeste travail.*

## A M. LE PROFESSEUR BOSC

*En souvenir de ses magistrales leçons faites à la Faculté de médecine.*

D. SCIALOM.

A M. LE PROFESSEUR-AGRÉGÉ RAYMOND

*Qui nous a honoré de son amitié,*
*tous nos remerciements sincères.*

A NOTRE ÉMINENT ET TRÈS ESTIMÉ MAITRE

## M. LE PROFESSEUR GRASSET

CHEVALIER DE LA LÉGION D'HONNEUR
ASSOCIÉ NATIONAL DE L'ACADÉMIE DE MÉDECINE

*Qu'il nous soit permis de le remercier de son haut*
*enseignement clinique, de son amabilité à notre*
*égard durant nos nombreux stages dans son*
*service, de ses conseils et de son précieux*
*concours, enfin d'avoir bien voulu nous honorer*
*en acceptant la présidence de notre thèse.*

D. SCIALOM.

# ASSOCIATIONS

# NÉVROSO-ORGANIQUES

## (HYSTÉRIE ET NEURASTHÉNIE)

---

## CHAPITRE PREMIER

### DÉFINITIONS

Comme nous l'avons spécifié dans le titre même de ce travail, nous nous occuperons exclusivement et spécialement de l'hystérie et de la neurasthénie dans leurs rapports avec les lésions organiques.

Il est utile, il est nécessaire, avant d'entrer dans le fond même du sujet, de définir les différents termes du titre de cet ouvrage pour qu'il n'y ait aucune équivoque.

Nous affirmerons l'existence de la lésion organique quand il y a, comme dit Guinon, de « véritables altérations visibles à l'œil nu ou au microscope, en un mot reconnaissables par nos procédés actuels d'investigation». (Thèse Guinon, p. 248.)

Tout autre, tout opposée est la conception que l'on se fait aujourd'hui de la névrose.

Tandis que la lésion organique produit des troubles

visibles qu'on peut vérifier, la névrose ne donne lieu qu'à des troubles fonctionnels, dynamiques.

La lésion organique peut être du domaine de l'anatomie pathologique, la névrose est exclusivement clinique.

C'est exclusivement au lit du malade que se résout la question de la névrose.

Quand donc pourrons-nous affirmer l'existence de la névrose et plus particulièrement celle de l'hystérie et de la neurasthénie ?

Plusieurs définitions ont été données, les unes vagues, les autres décourageantes, d'autres enfin, plus récentes, claires, tirant leur clarté de leur caractère exclusivement clinique.

Nous trouvons dans le *Traité des maladies nerveuses*, de nos maîtres MM. les professeurs Grasset et Rauzier, une définition de l'hystérie donnée par Sydenham. C'est une définition vague s'il en fût, mais juste, il faut le reconnaître : «L'hystérie, dit Sydenham, est un véritable Protée qui se présente sous autant de couleurs que le caméléon. »

Lasègue, dans les Archives générales de médecine de juin 1878, en donne une définition négative qui serait pour nous décourager d'une étude de l'hystérie. «La définition de l'hystérie, affirme-t-il, n'a jamais été donnée et ne le sera jamais. »

Dans le même traité de MM. Grasset et Rauzier, nous voyons citée la définition suivante de l'hystérie : «On ne peut, on ne pourra jamais donner de définition exacte de l'hystérie ; on ne peut seulement affirmer que, par ses manifestations étranges, l'hystérie a supprimé le mot *impossible* de la pathologie. »

Cette définition n'a fait que condenser en une seule les deux précédentes.

Bien supérieure, car purement clinique, est la définition donnée par Pitres :

« L'hystérie est une névrose dont les accidents très variés ont pour caractères communs :

*a)* de ne pas être sous la dépendance de lésions organiques ;

*b)* de pouvoir être provoqués, modifiés ou supprimés par des manœuvres externes ou par des causes purement psychiques ;

*c)* de coexister en nombre variable ;

*d)* de se succéder sous différentes formes et à différentes époques chez les mêmes sujets ;

*e)* de ne jamais retentir gravement sur la nutrition générale et sur l'état mental des malades qui en sont atteints. »

Cette définition peut être complétée par la description symptomatique que donnent MM. Grasset et Rauzier dans leur traité cité plus haut. « On s'accorde actuellement à décrire, disent-ils :

I. — Des symptômes de définition ou stigmates (crises, zones hystérogènes, rétrécissement du champ visuel, hémianesthésie, etc.);

II. — Des symptômes accessoires de seconde ligne se répartissant sur plusieurs appareils (1). »

La même définition a été donnée de la neurasthénie. Celle-ci aussi se caractérise par :

I. — Des stigmates (céphalée, vertige, insomnie, dépression cérébrale, amyosthénie, rachialgie, troubles gastro-intestinaux) ;

(1) C'est d'ailleurs à une définition identique que s'est arrêté Babinski dans la séance du 7 novembre 1901 de la Société de Neurologie de Paris.

II. — Des symptômes se répartissant assez uniformément sur la plupart des appareils.

Ainsi, nous affirmerons la névrose-hystérie quand nous en constaterons les stigmates : crises, zones hystérogènes, rétrécissement du champ visuel, etc.

Nous dirons que nous nous trouvons en face de la névrose-neurasthénie quand nous en observerons les stigmates : « asthénie neuro-musculaire, méiopragies fonctionnelles des organes, état cérébral ». (Huchard)

Il est, en effet, possible de tirer parti de ce dernier élément, l'état cérébral, pour différencier les deux névroses dont nous nous occupons : l'hystérie d'une part, la neurasthénie d'autre part.

Le neurasthénique présente une diminution de la volonté et de la faculté d'attention ; il ne veut pas vouloir. L'hystérique, au contraire, ne sait pas et ne peut pas vouloir. (Huchard)

D'après tout ce que nous venons de dire, il résulte que l'hystérie et la neurasthénie ne sont pas une même maladie et peuvent être différenciées.

Cependant, il n'est pas difficile de voir, d'autre part, qu'elles présentent toutes deux certains caractères qui les rapprochent l'une de l'autre. Toutes deux sont des névroses, et l'on sait, comme le disent MM. Grasset et Rauzier, que « la névrose peut frapper tous les systèmes et appareils de l'économie simultanément et isolément, et offrira, par conséquent, les symptômes les plus variés ».

« L'hystérie, dit M. le professeur Grasset dans ses *Leçons cliniques* (2ᵉ série, p. 578), l'hystérie est une névrose du système nerveux tout entier : suivant les cas, la localisation se fait plutôt sur telle région ou sur telle autre, et c'est cette localisation anatomique principale qui en fait la caractéristique symptomatique. »

« Comme l'hystérie, la neurasthénie, dit Huchard dans
ses *Consultations médicales*, la neurasthénie, qui éveille
l'idée d'une affection nerveuse à manifestations multiples et
générales, peut se traduire, pendant un temps plus ou
moins long, par un seul accident périphérique ou
viscéral. »

En conséquence, l'hystérie et la neurasthénie présentent une allure clinique qui permet de les rapprocher
l'une de l'autre.

Ce sont deux syndromes du système nerveux, d'abord ;
elles peuvent se localiser sur un seul appareil ou organe,
ensuite ; elles peuvent se manifester par un seul symptôme,
enfin ; dans ce dernier cas, on a l'hystérie ou la neurasthénie monosymptomatique.

Et maintenant, qu'un même individu soit porteur d'une
lésion organique et en même temps soit un neurasthénique ou un hystérique, nous dirons que le malade présente
une association de l'hystérie ou de la neurasthénie avec
une lésion organique, en un mot, que nous avons affaire
à une association névroso-organique.

C'est là le sujet de la thèse que nous voulons soutenir.

Après ces définitions préliminaires, il est aisé de faire
le départ bien net entre les associations névroso-organiques et la coexistence de certains phénomènes nerveux
qui accompagnent certaines maladies générales : le diabète et la tuberculose par exemple, les grandes pyrexies
telles que la grippe, la fièvre typhoïde, etc.

La question est tout autre ; il ne s'agit pas de phénomènes nerveux concomitants, souvent symptômes obligés
ou fréquents de la maladie, la fièvre typhoïde par exemple. Nous voulons nous occuper de la coexistence d'une
des névroses hystérie et neurasthénie nettement définies
plus haut et cliniquement observées, avec, d'autre part,

une lésion organique quelconque anatomo-pathologique-
ment existante.

Nous avons plus haut attiré l'attention sur un des caractères importants de la névrose, à savoir : la faculté de
pouvoir se localiser sur un organe, bien plus, de pouvoir être monosymptomatique.

Que cette localisation soit de longue durée et le clinicien pourra se trouver très embarrassé pour résoudre le
problème clinique en question : s'agit-il d'une lésion
organique véritable ? Est-il en présence d'une névrose
simulant une lésion organique? Bien souvent la question
restera en suspens.

Et même quand le médecin peut affirmer l'existence
d'une lésion organique ou bien celle de la névrose, il lui
restera encore à se demander s'il n'est pas en face d'une
coexistence ou d'une association des deux.

Tous ces préambules sont faits pour nous montrer que
dans l'association névroso-organique il n'y a pas seulement coexistence de la névrose et de la lésion organique,
mais qu'il peut se faire que la névrose simule quelques
symptômes appartenant à la lésion organique et, par
conséquent, complique le problème par son intervention
active et perturbatrice pour le clinicien dans le tableau
symptomatique.

Ainsi, d'ores et déjà, on devine l'étendue, la difficulté
et l'intérêt du sujet que nous entreprenons de traiter.

Il est peut-être au-dessus de nos forces ; nous ne serons
très probablement pas à la hauteur de notre tâche,
mais nous aurons cette excuse, c'est de nous y être
intéressé et d'y avoir beaucoup réfléchi. Nous n'avons
pas la prétention de présenter un travail original, nous
avons voulu simplement faire une étude synthétique de la
question, très heureux d'avoir pu simplement grouper

des faits, des observations, des idées éparpillés ou pas très bien mis en évidence dans la littérature médicale. Dans cette tâche, nous avons été soutenu par des maîtres de la neuropathologie, nous nous sommes servi de leurs leçons magistrales, souvent improvisées aux lits mêmes des malades et au hasard de la clinique.

# CHAPITRE II

## VARIÉTÉS

Nous avons dit plus haut que le sujet que nous allons étudier est très vaste, nous avons affirmé que les associations névroso-organiques sont très variées, que l'hystérie et la neurasthénie s'associent à toutes les lésions organiques.

La lecture de plusieurs thèses parmi les principales, les plus récentes et les plus documentées, a été pour beaucoup dans cette affirmation. L'observation de plusieurs cas recueillis dans les services des hôpitaux de Montpellier en a été pour nous une démonstration. On a surtout attiré l'attention sur les associations des névroses, et en particulier de l'hystérie et de la neurasthénie avec les maladies nerveuses. Souques, dans sa thèse de doctorat, où il étudie l'hystérie en tant que simulatrice des maladies de la moelle épinière, nous donne trois observations d'association de l'hystérie avec la sclérose en plaques, deux cas d'association hystéro-tabétique, deux d'association hystéro-syringomyélique.

Dans la thèse de Guinon (Paris 1889), nous trouvons une observation d'association de l'hystérie avec la maladie de Friedrich, une deuxième avec la myopathie progressive primitive (1).

Delarue, dans sa thèse de doctorat intitulée : de la staso-basophobie (Paris 1901) reproduit des observations iné-dites ou personnelles. Dans le chapitre III de cette thèse (p. 33), au paragraphe premier intitulé : Causes pré-disposantes, il est intéressant de lire les quelques lignes suivantes :

« *Neurasthénie*. — Mais, de toutes les causes prédispo-santes, la plus fréquente de beaucoup et la plus manifeste est la neurasthénie. Elle a été relevée par la plupart des auteurs (Neftel, Bouveret, Seglas, Debove, Grasset et Miraillé). Les trois malades de Binswanger sont égale-ment des neurasthéniques. De même, la malade de M. Dupré à l'Hôtel-Dieu.

» *Hystérie*. — Neftel a trouvé et nous-même avons trouvé une fois l'hystérie associée à la neurasthénie. Mais Neftel est le seul auteur qui ait trouvé l'hystérie seule. On pourrait donc ranger aussi cette névrose parmi les causes prédisposantes. D'ailleurs, *a priori*, rien ne s'y oppose. Nous verrons, en effet, que la basophobie reconnaît le plus souvent comme cause immédiate des idées fixes. Or les hystériques y sont autant sujets que les neurasthéni-ques. Névroses et idées fixes, disent MM. Raymond et Pierre Janet, sans distinguer d'ailleurs entre les catégo-ries de névroses. »

Delarue ajoute en note à la page 35 : « Dans d'autres observations dont nous avons eu plus tard connaissance de M. Gélineau, puis de M. Ballet, nous trouvons du reste

---

(1) Guibert a fait une thèse remarquable où il donne une obser-vation des plus intéressantes sur la sclérose en plaques suivie d'au-topsie.

l'hystérie seule ». M. le professeur agrégé Vires a recueilli dans sa thèse de doctorat 15 observations d'hystéro-tabès. Dans la thèse qu'il a inspirée à Cauvy, nous trouvons une autre observation d'hystéro-tabès.

Nous-même nous pouvons reproduire des observations d'associations névroso-organiques que nous avons eu l'heureux hasard de recueillir dans le service de M. le professeur Grasset.

### Observation Première

Le nommé J. C..., âgé de 29 ans, employé de commerce de sa profession, venant d'Aix en Provence, est entré à l'hôpital Suburbain le 31 décembre 1901, où il occupe le lit n° 6 de la salle Fouquet.

*Antécédents héréditaires.* — Père mort à 54 ans, d'hémorragie cérébrale, était éthylique et courtier en boissons alcooliques.

Mère morte à 52 ans à la suite d'une maladie assez longue, a toussé énormément pendant dix-huit mois.

Une sœur bien portante, jamais malade, mais nerveuse de tempérament ; cinq à six frères ou sœurs morts jeunes de maladie inconnue par le malade.

*Antécédents personnels.* — Jamais malade. Nerveux de tempérament. Célibataire. Pas de syphilis, ni alcoolique, ni fumeur. Puissance sexuelle normale.

*Débuts de la maladie actuelle.* — Les débuts de la maladie actuelle remontent au mois d'août 1896. Le malade habitait alors Hyères (près Toulon). Il a été pris brusquement à 2 heures du matin par une douleur abdominale para-ombilicale, une sensation nette de constriction thoracique et une sensation de boule qui remontait jusqu'à la gorge et l'étouffait. La sensation d'étouffement était si intense que pour la diminuer il introduisait deux doigts dans le fond de la gorge pour aider le vomissement, mais il n'amenait que quelques glaires. Cet état dure presque continuellement jusqu'au lendemain à 4 heures du soir. Pendant tout ce laps de temps il a perdu complétement connaissance, et ce ne sont que ses cris provoqués par la douleur qui ont attiré l'attention sur lui. On lui a dit qu'il était pâle, faisait beaucoup de mouvements dont il ne peut préciser la nature. Cette crise de vingt-six heures a été suivie d'un séjour au lit de quatre jours, repos sans médication ; l'alimentation était impossible, car l'inappétence était absolue, et il y avait impossibilité d'avaler. Chaque acte de déglutition amenait la sensation de boule, une crise en miniature.

Cependant la douleur abdominale a persisté pendant les quatre jours de lit.

Le cinquième jour, tout a disparu et le malade reprend son travail, n'ayant qu'une sensation de faiblesse générale.

Nous avons cherché avec beaucoup de soin la cause de cette crise ; nous n'avons pu la trouver, le malade ne pouvant se l'expliquer.

Santé parfaite jusqu'à l'approche de la Noël (1896). A 2 heures de l'après-midi après un déjeuner normal, au moment où le malade servait ses clients, brusquement, sans savoir pourquoi, il ressent la même douleur ombilicale, la sensation de boule qui l'étouffe, et prévoyant une crise identique à celle d'août, il a le temps de se retirer chez lui (à 300 mètres du magasin), de se déshabiller et de se coucher, après avoir prévenu sa propriétaire.

Il lutte ainsi pendant deux heures contre la douleur et l'étouffement ; mais il est obligé d'introduire ses 2 doigts dans la

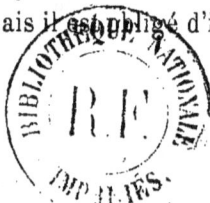

2

gorge pour se soulager en provoquant un vomissement (cette fois il rend une quantité abondante d'eau verdâtre), vomissement à la suite duquel il a quelques minutes de repos avec perte complète de connaissance.

Il reprend connaissance et tout recommence jusqu'au lendemain à 9 heures du matin. Le reste de la journée et pendant toute la nuit suivante il garda le repos au lit avec simplement la douleur abdominale, mais sans sensation de boule ni vomissement.

Le lendemain, tout recommence. Il reste ainsi durant 8 jours environ ne se nourrissant que d'eau qu'il tolérait déjà difficilement. A chaque acte de déglutition, sensation d'étouffement (crise en miniature). Pendant ces huit jours, il a alternativement 24 à 36 heures de crise et 10 à 12 heures de repos avec la douleur abdominale.

Après les huit jours de crise presque continuelle, le malade garde encore le lit pendant deux jours sans aucune douleur ni sensation de boule, mais faiblesse générale. Il s'alimente progressivement et passe vite du régime liquide au régime carné.

Il reprend le travail pendant 1 mois 1/2 environ, comme à l'ordinaire, sans aucun accident d'aucune sorte.

Au mois de février 1897, nouvelle crise brusque dans le courant de la journée, semblable en tous points à la deuxième durant huit jours environ. Après deux ou trois jours de repos pour se remettre complètement, le malade reprend son travail.

Au mois de mars 1897, nouvelle crise de huit jours.

A cette époque, le malade, prévoyant une nouvelle crise, quitte Hyères et entre à l'hôpital de Toulon où il fait un séjour de trois à trois mois et demi.

Pendant ce temps, il a deux crises par mois environ, de trois à quatre jours de durée sans rémission aucune et avec impossibilité de s'alimenter. Après la crise, grande faiblesse générale comme toujours ; mais pour la première fois le malade ne peut plus se tenir debout, et il lui est impossible de marcher.

Le médecin de l'hôpital constate un tremblement des membres inférieurs au moment de la marche, le signe de Romberg et porte le diagnostic d'ataxie. Pendant son séjour à l'hôpital, on le traite avec des piqûres de morphine et des calmants.

Fin juillet 1897, il quitte l'hôpital non amélioré, et va à Aix où il demeure chez sa sœur.

Le docteur Bourguier le soigne, le met au régime lacté qui n'améliore pas son état. Il continue à avoir les mêmes crises avec la même intensité et la même fréquence.

Le régime carné n'a pas un meilleur effet.

Il reste dans cet état jusqu'à la fin de l'année 1900, époque à laquelle, supposant une tumeur abdominale, il consulte le docteur Pantaloni, chirurgien à Marseille ; ce dernier l'adresse au docteur Schnell, qui porte le diagnostic de tabès, et lui prescrit une potion qui n'agit pas mieux que le traitement, suivi déjà à Aix. Après ces deux consultations, il revient chez lui et continue le traitement sous la surveillance du docteur Bourguier.

Le 23 février 1901, pour la première fois crise de quatorze jours de durée sans rémission avec tremblement continuel au repos des membres supérieur droit et inférieur gauche.

Il reste dix à quinze jours sans crise, mais avec persistance du tremblement et apparition de douleurs fulgurantes (en éclair) aux deux membres inférieurs. Ces douleurs se localisent tantôt au genou, tantôt à la cheville. Le malade les a continuellement dans l'intervalle des crises et plus intenses la nuit. De plus, à chaque effort de défécation ou de miction, le malade éprouve une sensation d'étouffement (crise en miniature) de une à deux heures de durée, qui l'oblige à se mettre au lit immédiatement pour éviter une crise complète de huit jours.

Nouvelle crise (après ces 10 à 15 jours) de huit jours de durée et pendant laquelle continuellement tremblement au membre supérieur droit et membre inférieur gauche et par intermittence tremblement de tout le corps.

Après dix jours environ de repos relatif, puisque les tremblements et les douleurs fulgurantes persistent, nouvelle crise (mai 1901) ; même durée, même intensité que la précédente.

Après cette crise, troubles de la vue ; pendant la marche et dans la station debout, soutenu par des aides, le malade accuse des vertiges, des éblouissements, il a de la diplopie.

Jusqu'au mois de décembre 1901, il a des crises une fois par mois, de quinze jours environ de durée, avec rémission de dix heures environ, grâce à des piqûres de morphine (il en prenait 8 pendant ses crises).

Le 11 décembre, crise qui dure jusqu'au 26 ; piqûres de morphine qui le calment pendant dix à douze heures. Le docteur Bourguier l'adresse à M. Rauzier; ce dernier lui conseille d'aller voir M. Grasset, qui le fait entrer dans son service à l'hôpital.

*Etat actuel.* — Le 3 janvier, crises, douleurs fulgurantes aux membres inférieurs, douleurs abdominales. Impossibilité de se tenir debout, de marcher. Tremblement aux membres supérieur droit et inférieur gauche. Céphalée frontale, surtout nocturne. Insomnie, cauchemars terribles. Urine une fois en allant du corps; appétit en dehors des crises, mais ne s'alimente pas, de crainte de provoquer de nouvelles crises.

*Organes génito-urinaires.* — Depuis deux ans pertes d'urine à la suite d'effort et involontairement, au repos comme au travail. Pertes séminales avec érections nocturnes.

*Examen du malade.* — *Motilité.* — Tous les mouvements actifs ou passifs sont possibles, mais ils sont très limités. La force musculaire est diminuée. Les extenseurs des jambes sont fortement parésiés ; pieds tombants, léger tremblement, régulier, involontaire au membre supérieur droit et au membre inférieure gauche au repos et augmentant par les mouvements volontaires.

Quand le membre est au repos ou étendu, le malade en faisant des efforts arrive sinon à abolir du moins à diminuer le tremblement. Se tient debout soutenu par des aides.

Tout mouvement exécuté par le membre où siège le tremblement est désordonné ; n'atteint pas le but. Ce désordre est exagéré quand les yeux du malade sont fermés.

Le sens musculaire est aboli. Atonie coxo-fémorale (90°), plus accentuée à gauche.

*Trophicité.* — Atrophie musculaire. Sueurs abondantes. A une sensation très prononcée de froid aux jambes.

*Réflexes.* — La percussion provoque des tremblements aux membres, surtout aux membres inférieur gauche et supérieur droit ; pas de réflexe massétérin ; réflexe des pectoraux, les autres réflexes sont abolis.

*Sensibilité.* — Au contact abolie. A la percussion diminuée. Sent peu les piqûres. L'anesthésie est accentuée surtout à droite. Sensibilité à la chaleur et au froid diminuée.

Les yeux fermés il ne reconnaît pas les corps par le toucher ; zone hystérogène dans la fosse iliaque droite.

L'anesthésie est inconsciente ; sent le pavé.

*Sens.* — Pupilles égales, étroites, paresseuses à l'accommodation, ne réagissent pas à la lumière.

Champ visuel très rétréci à droite et à gauche, davantage à droite ; ne distingue pas bien les couleurs ; ouïe diminuée, goût et olfaction normaux.

*Autres appareils.* — Rien à l'examen, si ce n'est de l'éclat diastolique.

6 janvier 1902. — Le malade, craignant une crise qu'il sent venir, refuse tout aliment, ne tolérant que le lait.

7. — Tout rentre dans l'ordre.

10. — A la suite d'une défécation comme à l'ordinaire, crise, mais cette fois plus importante, plus durable.

L'interne arrive à le calmer par les paroles, et constate une zone hystérogène au creux épigastrique.

11. — A la visite on fait les mêmes constatations, la crise durant encore.

Le malade est dans le décubitus dorsal, pâle, affaissé, gémissant ; le tremblement est presque généralisé à tout le corps et particulièrement accentué aux membres supérieur droit et inférieur gauche.

Il a conscience du monde extérieur et répond aux questions qu'on lui pose. Il se plaint de l'abdomen et en particulier du creux épigastrique, qui ne peut supporter que difficilement le poids des couvertures.

Les paroles consolantes le calment un peu. Piqûres de morphine.

La crise passe dans la journée même.

16. — Le malade a une série de crises subintrantes de très courte durée : l'une en tout point semblable à celle du 11 ; l'autre à tremblement très accentué, épileptiforme, une autre, enfin, avec contractures et tremblement généralisé. Piqûres de morphine. Le malade est calmé.

Le malade n'est nullement amélioré à l'hôpital, qu'il quitte a la fin de mai.

## Observation II

(Résumée)

Association hystéro-tabétique. Cardiopathie artérielle

Le 11 avril 1902 est entrée à l'hôpital Suburbain la nommée Bujon (Rosalie), âgée de 34 ans, ménagère, et occupe le lit n° 24 de la salle Achard-Espéronnier.

Elle se plaint de douleurs dans le creux de l'estomac et dans le dos entre les deux omoplates. Cette douleur lui vient par crises, surtout quand elle mange.

Douleurs fulgurantes aux jambes et aux bras qui ont apparu avant les douleurs d'estomac. Constriction thoracique. Les crises de douleurs stomacales se répètent environ tous les 8 à 15 jours. Dans l'intervalle, la malade digère bien, pas de dyspepsie.

Débuts il y a près de 9 ans. A vomi comme du sang caillé. Digère difficilement. Renvois acides. Dégoût pour la viande. Pas de constipation. A fait du sang avec les matières fécales (hémorroïdes?). Douleur en broche.

*Système nerveux.* — Ne peut pas marcher depuis trois à quatre ans, surtout dans l'obscurité. Anesthésie plantaire. Dort bien. Nerveuse. Ne peut pas monter un escalier. Pas de troubles oculaires. Crises nerveuses avec sensation de boule.

*Appareil circulatoire.* — Quelques 'palpitations. Jambes enflées.

*Appareil respiratoire.* — Rien.

*Appareil urinaire.* — Difficultés pour uriner quand elle en sent le besoin. Urine peu.

*Antécédents personnels.* — Inversion de matrice à la suite d'accouchement. Petite vérole pendant l'enfance. Pas de stigmates spécifiques.

*Appareil génital.* — Pas réglée depuis 10 mois. Perd un peu en blanc, pas de douleurs.

*Antécédents héréditaires* — Père bien portant. Mère morte des suites de couches. Frère et sœur bien portants. Une fausse couche de 3 mois. Une fillette morte de maladie inconnue. Pas d'antécédents héréditaires nerveux.

*Examen.* — Romberg. Pupilles en accordéon. Réflexes tendineux abolis. Pas de stigmates d'hystérie si ce n'est des crises nettes.

Double souffle aortique. Pouls de Corrigan. Rien aux autres

appareils. M. le professeur Grasset porte le diagnostic d'association hystéro-tabétique et de cardiopathie artérielle.

Nous pouvons rapprocher de celle-ci une autre observation personnelle recueillie dans le service de M. le professeur Grasset. Elle aurait peut-être trouvé mieux sa
place plus loin avec les associations névroso-toxiques.
Mais comme ici la névrose, ou plutôt les deux névroses
puisqu'il s'agit d'hystéro-neurasthénie, comme l'élément
névrose se manifeste à nous sous le masque du tabès, nous
avons cru intéressant de la rapprocher d'un cas d'hystéro-
tabès véritable.

### Observation III

Hystéro-neurasthénie avec symptômes simulant le tabès chez un spécifique

Le nommé Jules Maillebuau, âgé de 44 ans, peintre-plâtrier,
venant de Carcassonne, est entré à l'Hôpital Suburbain le 2
janvier 1902, où il occupe le lit 14 de la salle Bayle.

*Antécédents héréditaires.* — Mère morte à 72 ans, de vieil-
lesse ; était nerveuse, mais n'a jamais eu de crises. Père,
nerveux aussi, mort à 82 ans brusquement après un repas
(péritonite) ? Un frère vivant, âgé de 46 ans, bien portant. Huit
frères et sœurs morts en bas âge.

*Antécédents personnels.* — Pas d'alcool. Très peu de tabac.
S'enrhume facilement. Hémorroïdes. Fièvre typhoïde à 13 ans.
Fièvre muqueuse. Petite vérole. Plusieurs traumatismes qui
n'ont rien laissé. Jamais d'accidents saturnins.

En 1884-1885, chancre syphilitique. Traitement spécifique
après un mois de son apparition, au moment des plaques
muqueuses (à la gorge, aux lèvres, à l'anus), sirop de Gibert

et pilules de mercure pendant six mois environ. Fin 1885, reprend le même traitement pendant deux mois. Il a encore la voix enrouée, mais avec la permission du docteur, dit-il, il se marie en deuxièmes noces le 16 janvier 1886.

Le malade a actuellement trois enfants, dont une fille âgée de 22 ans, en bonne santé, de sa première femme. Cette dernière après 3 ans de mariage est morte à la suite d'une fièvre typhoïde.

Sa deuxième femme, qui est très bien portante et n'a jamais présenté d'accidents spécifiques, a eu un garçon actuellement âgé de 14 ans, en santé excellente ; elle a fait une fausse couche de cinq mois, et, une année après, elle a accouché d'une enfant actuellement bien portante.

*Début de la maladie actuelle.* — En 1882, à Villenouvelle (Haute-Garonne), un peu après son premier mariage, le malade a senti dans la partie gauche du thorax une douleur fulgurante (coup de lancette) changeant de place, mais se fixant au même point pendant 24 heures environ. Cette douleur a duré 2 ans, par intervalles de un à deux mois, allant jusqu'à empêcher le sommeil, qui ne dépassait pas trois à quatre heures.

De 1883 à 1886, rien à noter ; santé excellente, mais le malade devient syphilitique (1884-85).

Fin 1886, réapparition de la même douleur (coup de lancette) à la partie gauche du thorax de trois à quatre mois environ de durée.

Il reste sans douleur pendant quatre ou cinq mois.

Fin 1887, douleur, pour la première fois, aux jambes plus intenses que les douleurs thoraciques et en éclair.

Quelques mois après, polyopie ; il voit trois images au lieu d'une, trois flammes superposées dans le sens vertical ; trois portes alignées de front. En même temps, douleur à la nuque qui gêne les mouvements.

Traitement spécifique (frictions mercurielles, iodure de potassium jusqu'à 12 gr.) qui fait disparaître les troubles de la vue.

Depuis 1887, par intervalles de un, deux, trois mois au plus de repos, les douleurs réapparaissent avec le même caractère et la même intensité. Cependant chaque année aux mois de février, mars et août, ces douleurs atteignent une acuité particulière.

Le malade dit avoir eu une crise au mois de mai 1901 pendant laquelle en même temps que les douleurs fulgurantes (coup de lancette) au thorax et aux membres inférieurs (en éclair) il eut une sensation de boule et de constriction thoracique qui l'étouffait et l'obligeait à faire des mouvements de déglutition.

Les douleurs en éclair se sont installées définitivement aux membres inférieurs depuis un mois environ et depuis 8 jours elles ont apparu au membre supérieur gauche, où elles sont moins aiguës, moins en éclairs.

Les douleurs de tout temps et presque toujours provoquent des vomissements alimentaires sans efforts à n'importe quel moment, au milieu ou dans l'intervalle des repas. Quelques vomissements avec le même caractère en dehors des douleurs.

Met beaucoup de temps pour uriner. Le besoin n'est pas urgent. L'année dernière, rétention d'urine pendant deux jours.

Le malade fait remarquer que ces douleurs atteignent leur plus grande intensité la nuit.

*Etat actuel* (3 janvier 1902). — Douleurs fulgurantes au membre supérieur droit et aux deux membres inférieurs. Céphalée nocturne. Vertiges. Pas de crampes. Fourmillements. Cryesthésie. Un peu d'essoufflement à la suite d'efforts.

*Examen du malade.*

*Système nerveux. — Motilité.* — Tous les mouvements passifs ou actifs sont possibles et normaux. Atonie coxo-fémorale. Force et sens musculaires normaux. Se tient debout, les yeux ouverts ou fermés, sur un pied.

Démarche normale.

*Sensibilité.* — Aucun retard dans la perception de la douleur. Localise très bien les sensations.

Pas de rétrécissement du champ visuel.

Dermographisme.

Anesthésie épigastrique, testiculaire, conjonctivale et pharyngée, zone hystérogène à la fosse iliaque gauche.

*Réflexes.* — Rotulien exagéré, tendon d'Achille plus marqué à gauche, crémastérien paresseux.

*Sens.* — Normaux.

*Autres appareils.* — Rien à noter.

7 janvier 1901. L'électricité a diminué les douleurs et lui a permis un sommeil assez prolongé.

Fin janvier, quitte l'hôpital avec l'intention de continuer le traitement (chez lui) qui semble lui avoir fait du bien. Tous les matins lotion tiède suivie de friction.

Electricité statique : tabouret.

M. le professeur Grasset a bien voulu aussi nous communiquer une observation prise par le malade lui-même qui est médecin et qui la lui a adressée. Cette observation inédite vient s'ajouter à celles citées dans la thèse de Delarue (De la staso-basophobie) à laquelle nous avons fait allusion plus haut.

### Observation IV

(Observation prise par le malade lui-même)

L. C.., 46 ans.

*Antécédents héréditaires.* — Père mort à 70 ans. Mère vivante, 70 ans, neurasthénique, dyspeptique.

*Antécédents personnels.* — Dès ma plus tendre enfance,

dyspepsie, lymphatisme, impetigo ; terreurs nocturnes. Apathie physique, horreur des jeux violents. Tremblement des mains, à petites oscillations augmentant beaucoup sous l'influence de l'émotion. Croissance très rapide, débilité musculaire invraisemblable.

A 22 ans, arthrite apyrétique des articulations métatarsophalangiennes des deux gros orteils. Hypérostose définitive des têtes osseuses. Au moindre refroidissement, douleurs musculaires, névralgies.

A 24 ans, sciatique peu intense mais tenace.

De 25 à 38 ans, assez bonne santé ; crises de dyspepsie avec amaigrissement, puis amélioration ; toujours tremblement des mains et débilité musculaire générale. Claustrophobie.

A 38 ans, syphilis très bénigne au point de vue peau et muqueuse. Traitement de moyenne intensité.

Neuf mois après l'accident initial, otite labyrinthique unilatérale avec surdité rapide et définitive. Autre oreille excellente.

En mai 1897, après une période de surmenage génital, raideur des jambes au début de la marche, sensation d'un caleçon de caoutchouc, hypoesthésie tactile des membres inférieurs dans le décubitus horizontal, sensations bizarres à la plante des pieds, comme si les pieds étaient le siège de mouvements ondulatoires allant des orteils aux talons. Jet de l'urine plus faible et plus petit qu'en temps normal, impossibilité d'uriner accroupi. Réflexes rotuliens très exagérés. Un choc sur la partie moyenne de la cuisse suffisait pour déterminer une extension brusque de la jambe.

Je vais consulter M. le professeur Grasset, et lui fais part de mes terreurs relatives à la paralysie spinale syphilitique de Erb. M. Grasset diagnostique une neurasthénie sur un terrain arthritique et m'envoie à Luchon. Amélioration.

En 1898-99, état suivant : hypoesthésie tactile aux membres inférieurs, hyperesthésie à la température, raideur musculaire durant les premiers pas. Jet de l'urine faible et d'un petit calibre, se faisant un peu attendre, surtout quand la vessie n'est pas pleine. Anaphrodisie. Ejaculations parfois douloureuses, accompagnées de mouvements cloniques du membre inférieur gauche. Parfois, après l'éjaculation, douleur vive dans le rectum. Réflexes rotuliens très exagérés, surtout à gauche. Impossibilité de courir. Je vaque à mes occupations, mais je me fatigue plus vite qu'autrefois. Très léger œdème des pieds et des jambes après une journée de marche. Variations quotidiennes dans la nature et l'intensité des troubles observés. Je fais de temps en temps une cure antisyphilitique. J'acquiers bientôt la certitude que l'iodure aggrave mon état.

Juillet 1900, après une série d'injections hypodermiques de cyanure de mercure, gastro-entérite dysentériforme. A ma première sortie, je constate que la raideur a augmenté et, pour la première fois, j'éprouve un certain défaut d'équilibre, une sorte de titubation, non par vertige mais par inhabileté musculaire. Mais huit jours après, tout rentre dans l'ordre. Les réflexes rotuliens sont moins exagérés.

En janvier 1901, rhumatisme apyrétique du poignet droit, assez douloureux. L'apophyse styloïde du radius est très gonflée.

En février 1901, rhumatisme médio-tarsien gauche apyrétique, très douloureux gonflement de tous les os du tarse. Obligé de garder la chambre. A ma première sortie, raideur musculaire plus accentuée, spasme en descendant l'escalier, chute en arrière. Depuis cette époque, état variable, alternatives d'amélioration et d'aggravation.

*Etat actuel.* — Etat général bon, appétit, sommeil. Je reste toujours très frileux, réagissant mal, les mains toujours glacées. Le tremblement de mes doigts est toujours le même.

Nouvelle poussée rhumatismale au poignet droit et à une articulation phalangienne.

*Sensibilité objective.* — Membres supérieurs intacts. Membres inférieurs raides. Je sens mal les objets touchés par les pieds ou les jambes. Je n'ai plus la notion de leur forme, de leur consistance, ni du point précis où s'établit le contact. A table, je n'ai qu'une notion vague de la position de mes pieds.

*Douleur.* — Pour que je ressente la piqûre d'une épingle, il faut que celle-ci soit assez forte. En tirant sur les poils de mes jambes, il faut pour que je ressente de la douleur que la traction soit énergique.

*Température.* — Hypéresthésie pour le chaud et surtout pour le froid. Quand je marche sur le plancher d'une pièce à 18°, il me semble que je marche sur de la glace.

*Sensibilité subjective.* — Aucune douleur. Lorsque je suis couché il m'arrive, fort rarement, d'éprouver un très léger fourmillement dans les pieds.

*Réflexes.* — Le réflexe rotulien, qui a été exagéré durant 4 ans, est complètement aboli.

En revanche, le moindre chatouillement (alors que j'ai de l'hypoesthésie tactile ! !) à la plante des pieds ou aux mollets, détermine (parfois) un violent réflexe. Il m'arrive même que le réflexe se produit spontanément : je ressens en un point quelconque des membres inférieurs, comme une très légère piqûre d'épingle qui est le point de départ d'une violente secousse. Au réveil, lorsque je me détire, secousses cloniques répétées, surtout aux membres inférieurs.

*Motilité.* — Rarement dérobement des jambes, mais jamais aux deux jambes simultanément ; aussi je ne suis jamais tombé.

Difficulté de me tenir en équilibre, non par faiblesse, mais par défaut d'harmonie du tonus musculaire. Je sens que les muscles des jambes travaillent et se fatiguent pour éviter une chute toujours imminente, tantôt en avant, tantôt en arrière. Ce sont surtout mes yeux qui m'avertissent de cette imminence, car la sensibilité articulaire tibio-tarsienne a disparu. Une minute de station debout me fatigue plus qu'un quart d'heure de marche. Quand je veux reprendre la marche, j'ai mes jambes roides, comme clouées au sol, je piétine d'abord sur place, puis je fais une série de petits pas avant de reprendre mes enjambées qui sont d'ailleurs d'une amplitude au-dessous de la normale. Et ceci n'a rien d'étonnant, puisque j'ai à un haut degré le signe de Kernig.

Assis au bord d'une chaise, si j'écarte mes fémurs au maximum, ils n'arrivent pas à faire un angle de 90°.

Etant à genoux sur le sol, si je veux m'asseoir sur les talons, mes ischions restent à 15 centimètres des talons ; mais si j'insiste, peu à peu la résistance du triceps cède, et j'arrive au contact. En résumé, tous les muscles du membre inférieur sont très contracturés.

Une fois lancé sur un terrain plat et non glissant tel qu'une plage, je marche presque normalement en m'aidant d'une canne. Je ne fauche pas, je ne talonne pas, je ne steppe pas, je ne regarde pas mes pieds. Mes pas sont un peu plus courts qu'à l'état normal et mes mouvements sont un peu secs, un peu spasmodiques. En revanche, quand je dois marcher sur un parquet ciré, même sur un carreau de brique de mosaïque, je n'avance plus qu'à très petits pas, en proie à une peur invincible, persuadé que je vais tomber, me fatiguant beaucoup pour franchir 4 à 5 mètres, cherchant de l'œil si, en cas de chute, je pourrais me raccrocher à quelque objet.

Lorsque, après être resté assis durant un temps assez long, je me lève pour marcher, je ressens dans les triceps cruraux une douleur comparable à celle que l'on éprouve le lendemain d'une ascension de montagne, c'est-à-dire celle d'une forte courbature.

Enfin j'ai la terreur de l'escalier. Pour monter, passe encore ! la main droite à la rampe, la gauche appuyée sur la canne, je monte sans trop de peine ; mais pour descendre, c'est un vrai supplice ! quand il y a une rampe, je m'y accroche des deux mains et je descends latéralement, le pied droit, par exemple, ne quittant une marche que lorsque le pied gauche s'est posé lui aussi sur cette marche. Si une personne m'offre le bras (je n'accepte plus cette offre), voici ce qui se passe : ma main droite est à la rampe, mon bras gauche sous celui de mon guide. Mon pied droit se pose sur la première marche ; au moment où s'incline mon corps à droite pour en faire porter le poids à cette jambe, je suis pris d'une sorte de spasme difficile à analyser et dont le résultat est de faire renverser mon corps en arrière. Instinctivement, pour ramener l'équilibre, je lance ma jambe gauche en avant, très tendue sur la cuisse, et celle-ci arrive jusqu'à être horizontale (et pourtant j'ai le signe de Kernig !) ; je suis pris alors d'un tel tremblement qu'il m'est impossible de continuer ma descente.

Parmi les bizarreries de mon affection, je signalerai encore ceci : qu'il m'arrive parfois de voir mes talons quitter le sol, sans que rien m'ait averti de la contraction des mollets.

*Appareil génito-urinaire.* — Anaphrodisie, impuissance, quelques érections nocturnes quand je suis très couvert, érections que je constate *de tactu* par hasard, car je ne les sens pas. Hypoesthésie du scrotum, du fourreau, de l'urètre, excepté au niveau du méat et du gland. Je sens le besoin d'uriner. Pas d'incontinence, quel que soit l'état de réplétion de la vessie, lorsque je suis couché, assis ou debout, mais il m'arrive quelquefois qu'en me levant de sur un siège, la pression des muscles abdominaux détermine l'expulsion de quelques gouttes d'urine ; je ne m'en aperçois que lorsque elles franchissent le méat puisque l'urètre est insensible. Le jet de l'urine est faible et fin. Quand je veux en augmenter le diamètre, je le brise d'un coup de sphincter ; immédiatement après il est plus fort et plus gros. Constipation : je ne vais guère qu'avec des laxatifs. Bol fécal volumineux et aplati si je suis constipé depuis plusieurs jours ; sinon d'un petit diamètre. Si je défèque sur un siège « à l'anglaise », les cuisses horizontales, il se produit, au moment où le bol fécal franchit l'anus, une contraction involontaire et lente des triceps cruraux, de telle sorte que mes talons quittent le sol.

Notions très vagues du passage du bol fécal.

J'ai essayé le traitement spécifique sous toutes ses formes : frictions, pilules, sirops, injections hypodermiques intra-musculaires, je n'ai jamais éprouvé aucune amélioration ni pendant ni immédiatement après ces périodes.

*P.-S.* — Je répare quelques oublis :

1° En 1895, bien avant les troubles de la sensibilité des membres inférieurs, j'ai eu, durant 2 heures, une paresse des fléchisseurs du pied gauche sur la jambe. Le lendemain il n'y paraissait plus. Le jour de cet accident, j'avais pris pour la première fois une douche froide.

2° J'ai le signe de Romberg, mais pas celui d'Argyll-Roberston.

3° Je ne lance pas les jambes comme les tabétiques.

4° Dans la région du mamelon gauche, j'ai une plaque d'hypoesthésie tactile, et cette même région est le siège de démangeaisons fréquentes, bien qu'aucune éruption ne s'y soit jamais produite.

5° Après la défécation, la faiblesse de mes jambes et le tremblement de mes mains sont très exagérés, alors même que la défécation a été facile.

6° Une hypoesthésie tactile fait que si je suis assis sur le bord d'un fauteuil, il m'arrive de glisser sans m'en douter.

3

7° Les muscles du membre inférieur gauche (c'est le pied gauche qui a été atteint de rhumatisme médio-tarsien) sont un peu atrophiés. L'atrophie est plus marquée au mollet qu'à la cuisse.

8° La pression, la percussion le long du rachis ne déterminent aucune douleur.

Les névroses hystérie et neurasthénie ne s'associent pas seulement aux maladies nerveuses, mais encore à ce groupe de maladies qui appartient à la même famille pathologique, au neuro-arthritisme, nous voulons parler des maladies arthritiques telles que le diabète, la goutte, la lithiase rénale, la lithiase biliaire, etc…

Guinon, dans sa thèse de doctorat, recueille l'observation d'une association d'hystérie et de diabète.

### Observation V

#### (Personnelle, résumée)

Nous-même nous avons pu, en faisant l'interrogatoire minutieux d'une diabétique du service de notre maître M. le professeur Grasset, nous avons pu trouver dans les antécédents personnels de cette malade la manifestation la plus nette de l'hystérie, les crises. La malade nous dit avoir eu à l'âge de la puberté deux ou trois crises, et au moment de notre examen elle ne présentait aucun stigmate d'hystérie ; elle était simplement diabétique.

Cette observation nous prouve tout au moins et une fois de plus, puisque le fait est déjà démontré, qu'il existe une réelle parenté morbide entre les manifestations arthritiques et nerveuses.

Potain a déjà attiré l'attention sur l'association de la lithiase biliaire avec l'hystérie, la première étant la cause provocatrice de la seconde. Il comparait, il assimilait cette hystérie à l'hystérie traumatique banale, et lui donnait le nom suggestif et heureux de névrose traumatique interne.

On connaît aussi la fréquente coexistence de la neurasthénie chez les femmes arthritiques, et en particulier chez celles qui sont lithiasiques.

### Observation VI

(Personnelle, résumée)

Nous avons eu l'occasion de voir dans le service de M. le professeur Grasset une femme venant de chirurgie, qui nous a présenté le tableau complet de la neurasthénie et qui à l'examen fut reconnue comme étant une lithiasique rénale. C'était une femme âgée de 51 ans, tailleuse de profession, menant une vie sédentaire, et chez qui tous les troubles tant névrosiques que lithiasiques remontaient à la ménopause et avaient fait leur apparition juste au moment de la disparition des règles.

Donc, et le diagnostic a été porté par notre maître M. le professeur Grasset, il s'agissait d'un cas de neurasthénie de la ménopause chez une lithiasique rénale. C'est encore un cas d'association névroso-lithiasique, qui s'ajoute à la liste déjà si longue de la coexistence fréquente des maladies arthritiques et nerveuses.

M. le professeur Grasset, dans un travail qui date de 1884 a déjà attiré l'attention sur les associations hystéro-bacillaires ( tuberculose pulmonaire ). Aujourd'hui on n'ose plus nier cette fréquente coexistence et plusieurs auteurs sont venus corroborer par des observations nouvelles l'idée émise par notre maître.

Nous trouvons dans la thèse de Furet (Paris, 1888) deux observations se rapportant à des associations hystéro-bacillaires, la tuberculose ici étant locale, chirurgicale et non pulmonaire. Dans ses leçons cliniques, M. le professeur Grasset a encore insisté sur čes associations hystéro-bacillaires. La lecture des quelques lignes que nous extrayons d'une de ses leçons (2ᵉ série, p. 215), montrera combien cette idée, actuellement scientifiquement et uhiversellement admise, lui est chère. Elle résume, en outre, deux observations d'associations hystéro-bacillaires. « J'ai souvent au lit du malade, dit M. Grasset, attiré votre attention sur les phénomènes nerveux superposés aux maladies organiques. Ainsi nous avons actuellement, à la salle Fouquet, un malade aphone qui est en même temps tuberculeux, mais son aphonie est beaucoup plus absolue que ne le comporterait sa lésion bacillaire, et, de fait, le docteur François a nettement constaté la paralysie des cordes vocales en même temps que la lésion. Je vous ai déjà raconté l'histoire de cette malade qui vient de loin en loin se faire guérir de son aphonie par l'hypnotisme et qui est en même temps bacillaire. Voyez l'erreur où l'on tomberait si de l'influence de l'hypnotisme on concluait que tout est purement hystérique, ou si des signes de tuberculose on concluait à l'absence de toute névrose. Le pronostic et le traitement se ressentiraient cruellement de ces deux erreurs ».

L'histoire clinique très instructive et très intéressante de la malade qui a fait l'objet de l'observation suivante, est à rapprocher par plusieurs points des deux cas précé-

dents cités par M. le professeur Grasset dans ses magistrales leçons cliniques.

## Observation VII

La nommée Estimbre Alida, 23 ans, fille sans profession,
demeurant à Bédarieux, couchée au lit n° 13 de la salle
Achard-Espéronnier, est entrée à l'hôpital Suburbain le 27 août
1901.

*Antécédents héréditaires.* — Père encore vivant, âgé de
50 ans environ, non alcoolique, très bien portant.

Mère âgée de 48 ans, jamais malade, non nerveuse.

Un frère âgé de 27 ans, bien portant. Trois frères et sœurs
morts jeunes à l'âge de 3 ans 1/2, 4 1/2, 11 ans, l'un de
méningite, l'autre de croup, le troisième très chétif, mort
d'une maladie dont la malade ne peut préciser la nature.

*Antécédents personnels.* — Fièvre typhoïde à 15 ans. Il y a
trois ans, bronchite aiguë qui a duré deux mois et demi pendant lesquels la malade a gardé le lit. S'est levée un jour et a
dû s'aliter de nouveau pour un rhumatisme articulaire aigu
pendant quatre mois.

Chaque hiver à la même époque les articulations sont de
nouveau prises.

Réglée à 12 ans, régulièrement, en petite quantité. Ces
menstruations sont assez rouges. Jamais de pertes blanches.
Douleur avant les règles.

Depuis le mois de février 1901, les règles sont venues deux
à trois fois par mois et pendant trois à quatre mois. Règles
complètement suspendues depuis trois mois.

Quelques gouttes le mois passé.

*Début de la maladie actuelle.* — A la suite de la bronchite qu'elle a eue il y trois ans, elle a continué à tousser un peu sans cependant pouvoir cracher. Elle a eu en même temps de l'aphonie qui a débuté à la suite d'une émotion causée par une chute ; cette aphonie va et vient sans raisons. La malade a été examinée par le docteur François, qui a porté le diagnostic ferme de bacillose laryngée ; il a constaté un œdème blanc des cordes vocales. La voix est restée troublée à des degrés divers depuis. Il n'y a jamais eu de rapport entre l'intensité des troubles respiratoires (toux) et l'aphonie. En décembre 1900, elle a commencé à vomir. Les vomissements surviennent généralement après l'alimentation. Anorexie presque complète.

*État actuel.* — Le 28 août 1901, aphonie. Vomissements une heure et quelquefois un quart d'heure après les repas. Constipation. Toux sans crachats. Insomnie. Frissons de temps en temps. Maux de tête. Prétend n'avoir pas eu de crises de nerfs ; cependant sent une boule qui l'étrangle quelquefois.

*Examen.* — 28 août. — Rien aux différents appareils. Zone hystérogène à droite.

20 septembre. — Ganglions au cou.

*État actuel.* — Le 8 janvier 1902, tousse sans pouvoir cracher. Aphonie. Douleur au dos et au côté gauche. Vomissements très facilement après les repas. Souffre en avalant et en vomissant. Sueurs nocturnes abondantes empêchant le sommeil.

*Appareil respiratoire.* — Tousse, ne crache pas. Aphone.

*Appareil digestif.* — Pas d'appétit. Dégoût pour tous les aliments. Vomit ce qu'elle prend au plus une heure après. Douleur épigastrique et fosse iliaque droite. Constipation.

*Système nerveux.* — Pas énervée. Sa voisine prétend le contraire. Pas de céphalée. Insomnie. Pas de rêves.

*Appareil circulatoire.* — Essoufflée facilement ; pas de palpitations. Pas de jambes enflées.

*Appareil urinaire.* — Se lève deux fois la nuit ; mais la quantité d'urine est normale. Aucun symptôme de petit brightisme.

*État général.* — Assez satisfaisant.

*Examen.* — Même résultat que les précédents. M. le professeur Hédon porte le diagnostic de paralysie des cordes vocales : aucune lésion bacillaire laryngée.

5 mars 1902. — Sommet droit et en arrière, craquements. Hypotension artérielle.

9 avril. — Tousse énormément.

En avant, au sommet gauche, à la percussion légère et au creux sous-claviculaire submatité. Matité sur la clavicule. En arrière et à droite au sommet matité, obscurité respiratoire, craquements.

17 mai. — Même état. Craquements au sommet droit en arrière.

Juin. — Douleurs abdominales. Vomissements. Alternative de diarrhée et de constipation. Ventre ballonné. Points disséminés de matité abdominale. *Bacillose péritonéale.*

## Observation VIII

### (Résumée) '

Le 13 février 1902 entre à l'hôpital Suburbain la nommée Hébrard (Alice), culottière de profession, âgée de 35 ans, et occupe le n° 18 de la salle Achard-Espéronnier.

Elle se plaint de toux depuis un mois, elle est brisée de partout, elle crache rouge, le côté gauche lui fait mal. Elle a beaucoup maigri. Soir 38°5. Matin 37°2. Pouls 108. On arrive à trouver dans ses antécédents une histoire thoracique ancienne : elle toussait tous les hivers.

A la percussion, des régions de matité disséminées ; râles sous-crépitants fins, frottements, expiration prolongée. On porte le diagnostic de *broncho-pleuro-pneumonie*. L'examen des crachats est négatif au point de vue du bacille de Koch. Formule de l'urine pneumococcique.

20 février. — La température est tombée.

10 mars. — Poussée de vomissements. Une voisine hystérique présentait des vomissements incoercibles de nature névrosique. Zone hystérogène à l'ovaire gauche. On lui fait changer de lit, les vomissements disparaissent et elle quitte l'hôpital.

Elle rentre le 31 mars 1902 et elle occupe le lit n° 17.

Elle présente des vomissements, des douleurs abdominales, des alternatives de diarrhée et de constipation.

A l'examen des points disséminés de matité abdominale. Frottements pleuraux à la base droite. Bacillose pleuro-pulmonaire.

C'est donc une *hystéro-bacillaire*.

### Observation IX

(Résumée)

Le 11 mars 1902 entre à l'hôpital Suburbain une jeune femme âgée de 28 ans, domestique, et occupe le lit n° 32 de la salle Achard-Espéronnier.

Dans ses antécédents personnels on trouve qu'elle a eu dans l'enfance la scarlatine, la variole et la rougeole. Convulsions de 5 à 8 ans.

Elle se marie à 17 ans. A 18 ans et demi, elle accouche d'un enfant vivant. En 1894, curettage pour métrite. Ultérieurement péritonite, traitement médical.

Elle a eu la même année une ostéite bacillaire du deuxième métatarsien droit.

En août 1895, toux sèche sans expectoration ni point de côté. Peines morales. Crises nerveuses avec sensation de boule pendant six mois.

En 1899, elle consulte M. Rauzier, qui porte le diagnostic de pleuro-bronchite bacillaire droite. A son entrée, le 11 mars, M. le professeur Grasset constate au sommet droit et en arrière de la submatité, de la respiration soufflante et de l'expiration prolongée. La malade se plaint de faiblesse générale, d'essoufflements, de toux et de crachats.

On porte le diagnostic d'*association hystéro bacillaire*.

Nous venons de parler des associations névroso-bacillaires, la bacillose ayant été envisagée sous sa forme médicale et sous sa forme chirurgicale.

Nous avons insisté sur les associations névroso-respiratoires ; avant de les quitter, disons que toutes les maladies de l'appareil respiratoire quelles qu'en soient la nature, l'intensité et la forme, peuvent s'associer comme la bacillose thoracique aux névroses dont nous nous occupons : l'hystérie et la neurasthénie.

Ce ne sont pas les observations de ce genre qui manquent dans la littérature médicale.

A notre tour, après tant d'autres, nous pouvons donner des observations personnelles que nous nous contenterons de signaler, ne leur reconnaissant aucune rareté ou originalité clinique.

## Observation X

(Personnelle, résumée)

Il s'agit d'un homme de 44 ans atteint de *bronchite chronique* et d'*emphysème*, et qui dit avoir eu, en 1886 et 1888, quatre crises nettement hystériques avec sensation de boule. A l'examen, il présente de l'hémianesthésie droite et une zone hystérogène à la fosse iliaque droite. Hémoptysies répétées.

## Observation XI

(Personnelle, résumée)

Une jeune fille âgée de 18 ans entre à l'hôpital, se plaignant de toux, de crachats, de points de côté. Elle a la voix prise, elle présente de la dyspnée.

Comme antécédents personnels elle dit avoir eu des crises de nature hystérique, à l'âge de 15 ans, et une hémoptysie il y a un an. Actuellement, le 8 février 1902, elle présente les stigmates de l'hystérie.

L'examen du thorax est rendu impossible par la douleur. On prescrit une piqûre de morphine.

L'examen thoracique ultérieur démontra qu'il s'agissait simplement d'une *pneumococcie atténuée.*

Nous pourrions multiplier indéfiniment les observations de ce genre, mais les précédentes nous semblent suffisantes pour montrer que la névrose s'associe aux maladies thoraciques, la bacillose pleuro-pulmonaire, la pneumococcie.

Ces deux dernières maladies, tuberculose et pneumococcie, peuvent être envisagées à un autre point de vue que
celui de la localisation, elles sont avant tout des maladies
infectieuses. Or tout le monde connaît les fréquentes
associations névroso-infectieuses.

Nous avons parlé tout à l'heure de la pneumococcie,
eh bien ! nous trouvons dans la thèse de Guinon à laquelle
nous avons fait et ferons souvent allusion, nous trouvons
deux cas d'association hystéro-pneumoniques.

Toujours dans le grand groupe des maladies infectieuses nous pouvons citer dans les auteurs : 3 cas d'association de l'hystérie avec la fièvre typhoïde dans Guinon, 4
dans Furet, 2 dans les leçons cliniques de M. le professeur Grasset.

Le paludisme aussi s'associe aux névroses. Guinon cite
deux observations d'association de malaria avec l'hystérie.
Le même auteur nous donne deux observations d'hystéro-
syphilis et une observation d'hystéro-neurasthénie chez
un syphilitique. Dans Furet nous trouvons aussi deux cas
d'association hystéro-syphilitique.

La scarlatine n'échappe pas à la règle et toujours dans
la thèse de Guinon nous pouvons en lire une observation.

Il n'est pas jusqu'au rhumatisme articulaire aigu qui
ne s'associe à la névrose. Guinon nous en donne un exemple dans sa thèse de doctorat, et Furet cinq.

Cette énumération est peut-être déjà trop longue ; en
tout cas si nous la prolongions elle nous paraîtrait fasti-
dieuse et surtout inutile.

Nous arrêtons donc là les exemples donnés pour prou-
ver l'existence, la fréquence des associations névroso-
infectieuses.

Il est prouvé que l'infection doit être envisagée comme

une intoxication ; il est en tout cas rationnel de la considérer comme telle.

Le moment nous semble arrivé et la transition nous semble naturelle pour parler des intoxications. On sait la fréquence des manifestations nerveuses dans la plupart sinon dans toutes les intoxications aiguës ou chroniques.

Rien d'étonnant donc pour toutes ces raisons si, après avoir parlé des associations névroso-infectieuses, nous nous arrêtions un moment pour signaler la fréquence des associations névroso-toxiques. Dans la seule thèse de Guinon, pour ne prendre des exemples que dans ce document, nous trouvons citées les observations suivantes d'association d'hystérie avec :

| | |
|---|---|
| Le saturnisme. | 11 cas |
| L'alcoolisme | 3 » |
| L'hydrargyrisme | 1 » |
| L'intoxication par sulfure de carbone | 4 » |
| — camphre | 1 » |
| — chloroforme | 3 » |

Enfin, citons une observation d'hystéro-neurasthénie chez un syphilitique.

De ces observations nous ne signalons, bien entendu, que celles où la névrose, au lieu de se manifester avec ses symptômes habituels, ce qui est banal, prend, au contraire, un caractère particulier que lui imprime l'intoxication, ce qui est plus intéressant, comme nous le verrons ultérieurement.

Nous même avons observé un cas d'association d'hystérie et d'artério-sclérose.

### Observation XII

(Personnelle, résumée)

Il s'agit d'une femme âgée de 49 ans, journalière, qui présente un tableau caractéristique de l'hystérie (hémianesthésie,
zones hystérogènes), avec crises dans ses antécédents et qui
entre à l'hôpital pour des symptômes nets d'artério-sclérose,
crampes, fourmillements, doigts morts, bourdonnements
d'oreille, vertiges, nuages, pollakiurie. A l'examen, elle présente de l'éclat diastolique à l'aorte et des artères dures.

Aucun doute, il s'agit bien d'un cas d'hystérie et d'*artério-
sclérose,* mais cas banal qui mérite à peine un résumé.

D'un tout autre intérêt est le cas suivant d'un malade
venu aux consultations de M. le professeur-agrégé
Rauzier.

Cette observation va être le point de départ d'une thèse
faite à Montpellier, et sur la demande de la camarade qui
va en être l'auteur nous n'en ferons, à notre très grand
regret, qu'un résumé rapide mais suffisant pour entraîner
la conviction.

### Observation XIII

(Personnelle, résumée)

Entéralgie hystérique chez un alcoolique et saturnin.

C'est un homme âgé de 28 ans, typographe de profession,
qui vient se plaindre de fortes coliques. Il n'a pas de constipation.

A l'examen, il présente des stigmates d'hystérie, zone hysté-rogène, hémianesthésie, rétrécissement du champ visuel, ventre normal.

Cette observation, d'un grand intérêt clinique, montre que l'intoxication peut avoir une influence très nette sur les manifestations symptomatiques de la névrose, dont elle est la cause provocatrice. Seuls, un interrogatoire com-plet et une analyse minutieuse des troubles ont pu mettre sur la voie du vrai diagnostic dont dépendait le traite-ment.

Nous avons vu jusqu'à maintenant les rapports de l'hystérie et de la neurasthénie avec les maladies de la grande famille neuro-arthritique, avec les maladies infec-tieuses, avec les intoxications.

Il ne nous reste, pour terminer ce coup d'œil d'ensem-ble sur la pathologie, qu'à voir si les névroses que nous étudions s'associent aux affections cardiaques, digestives et génito-urinaires.

Les observations, dans la littérature médicale, ne nous manqueront pas pour en démontrer la fréquence. Suivant le plan que nous nous sommes tracé dès le début de ce chapitre, nous reproduirons ou résumerons, suivant l'im-portance du cas, des observations personnelles si nous avons le bonheur et le hasard d'en avoir.

Mlle Kofmann, dans sa thèse de doctorat, inspirée par notre maître M. le professeur-agrégé Raymond, nous donne 9 observations de rétrécissement mitral, 1 cas de rétrécis-sement mitral et tricuspidien, 1 cas de rétrécissement pul-monaire, associés à l'hystérie ; Huc, 1 cas de rétrécisse-ment aortique et d'insuffisance mitrale, 1 cas de rétrécis-sement et insuffisance aortique, 4 cas d'insuffisance aortique, 1 cas de rétrécissement aortique associés aussi à l'hystérie.

Nous n'avons malheureusement pas eu l'occasion d'examiner durant nos nombreux stages dans le service de M. le professeur Grasset plusieurs cas de cet ordre.

Nous avons pu voir à plusieurs reprises, cependant, un des rétrécis mitraux dont l'observation détaillée se trouve dans la thèse de Mlle Kofmann.

### Observation XIV

(Résumée)

Nous nous rappelons avoir vu dans un lit de la salle Fouquet, du service de M. le professeur Grasset, un boulanger, âgé d'une trentaine d'années, qui présentait des stigmates d'hystérie-neurasthénie et qui disait se plaindre depuis l'enfance de palpitations, d'essoufflement. A l'examen du cœur, on constatait un roulement présystolique et, de temps en temps, un dédoublement diastolique.

### Observation XV

Double lésion aortique d'origine rhumatismale. — Angine de poitrine d'origine hystérique.

Le 2 septembre 1901 entre à l'Hôpital Suburbain un homme de 33 ans, garçon de laboratoire à la Faculté de médecine de Paris et occupe le lit n° 8 de la salle Fouquet. M. le professeur agrégé Rauzier remplaçait M. le professeur Grasset. Le malade se plaint d'essoufflement surtout depuis deux ans, était essoufflé depuis dix ans. Ne tousse pas. Ne crache pas.

Depuis un mois, pas d'appétit. Selle régulière et quotidienne.

Sommeil bon. Pas de crampes dans les mollets. Pas de bourdonnements d'oreilles. Aucun symptôme de petit brightisme.

A eu les jambes enflées.

Dyspnée même au lit. Obligé de s'asseoir au lit. Cauchemars nocturnes. Douleur à la région précordiale, sensation de serrement qui le tiraille, dure 10 à 15 minutes, puis disparaît en s'irradiant au bras gauche et au petit doigt (cubital). Il lui arrive de rester 10 à 15 jours sans crises, puis 3 à 4 crises par jour.

Le malade a remarqué que le vent, le froid, le travail brusque, l'effort, l'émotion, les augmentent, et qu'elles sont surtout nocturnes. Il arrive que le seul fait de se lever la nuit provoque une crise ; à ce moment, le cœur s'arrête, la poitrine se serre ainsi que la gorge, la douleur lui passe du cœur dans le dos, puis dans le bras, enfin, palpitations, angoisse précordiale, et au bout de une à deux minutes, tout rentre dans l'ordre.

Œdème aux chevilles. Pas d'épistaxis. Pas de pétéchies. Pas d'albumine. Parole tremblante, sue de la moitié droite de la face. Jamais de crises de nerfs, mais très nerveux, très colère, pas de sensation de boule. Morphinomane, 0,75 par jour.

*Antécédents personnels.* — Rhumatisme articulaire aigu à 4 ans. Depuis, 14 attaques. Souffre du cœur depuis 10 ans. A 5 ans, endocardite, fièvre typhoïde, variole, cholérine.

*Antécédents héréditaires.* — Père rhumatisant mort à 81 ans. Mère nerveuse avec crises, morte à 60 ans.

*Examen.* — Cœur : pointe déjetée en dehors, bat par ondulation dans le 6° espace intercostal avec dépression systolique.

Battements systoliques dans les vaisseaux du cou.

Choc énergique du cœur, pas de frémissement.

Double souffle à tous les orifices du cœur, maximum à l'aorte, se propage le long du sternum jusqu'à l'appendice xiphoïde.

Pouls assez ample, dépressible, régulier, battant 60 à la minute, bondissant. Pouls de Corrigan, pas de danse des artères. Rien aux autres appareils.

Pas de zones hystérogènes, mais hypoesthésie droite, spermatorrhée. Anesthésie pharyngée absolue. M. Rauzier conclut à une *association névroso-organique*.

Tout le monde sait et admet la fréquence des troubles digestifs chez les neurasthéniques et les hystériques.

Rien d'étonnant donc si l'on voit des associations névroso-digestives.

M. le professeur-agrégé Rauzier, dans une leçon clinique parue dans le *Nouveau Montpellier médical* (3 nov. 1901), nous rapporte le cas très intéressant d'une association de cancer de l'estomac et de neurasthénie.

« J'ai souvenir, dit M. Rauzier, d'un malade d'une trentaine d'années chez lequel je constatai, il y a 10 ans environ, le tableau typique d'une neurasthénie à prédominance gastrique: céphalée, vertiges, insomnie, rachialgie, amyosthénie, palpitations, idées noires et auto-observation constante, avec cela de la pesanteur d'estomac après les repas, des renvois, des vomissements et de la constipation, le tout était survenu à la suite de chagrins prolongés. Seuls les vomissements exceptionnels dans l'atonie gastro-intestinale des névropathes me firent apporter quelques restrictions à un diagnostic de neurasthénie pure, sans cela évident : quelques mois après, je revoyais le malade atteint manifestement d'un cancer d'estomac. »

Nous avons été très heureux de trouver dans la thèse de Perissé, une observation d'ulcère rond chez une hystérique avec autopsie.

Les cas de ce genre sont si rares dans la littéra-

4

ture médicale que nous croyons devoir le signaler (1).

Nous avons pu, dans le service de notre maître M. le professeur Forgue, examiner deux malades atteintes d'appendicite et d'hystérie (2).

Ces deux observations ont été résumées dans la thèse de Lelong. Malheureusement nous ne pouvons que reproduire ce qu'en dit notre camarade :

### Observation XVI

La première malade est une femme âgée de 32 ans, ne présentant pas d'antécédents héréditaires ni personnels importants, qui fut prise, il y a quelques mois, d'appendicite accompagnée de crises nerveuses. Ces crises, qui survenaient pour la première fois chez cette malade, se répétèrent fréquemment dans la suite à l'occasion de petites poussées appendiculaires, augmentant de fréquence et d'intensité, et décidèrent la malade à entrer à l'hôpital. L'examen permit de constater chez elle des stigmates d'hystérie, et la provocation de véritables crises par la pression au niveau du point de Mac Burney. Bien que la palpation ne permît pas de constater de lésions évidentes de l'appendice, l'opération fut pratiquée quelques jours plus tard. L'appendice ne présentait que des lésions superficielles, de l'inflammation chronique, expliquant les coliques successives

---

(1) Gilles de la Tourette, sur 18 cas d'ulcère rond en traitement du 15 mars au 15 avril 1894, dans les hôpitaux de Paris, trouve que 6 cas sinon 7 relèvent de l'hystérie.

Bruchon, dans sa thèse (Paris 1894) cite d'autres cas de ce genre.

(2) L'hystérie, en effet, provoque, simule et s'associe à l'appendicite.

qu'avait éprouvées la malade. Les suites de l'opération furent
bonnes, la malade resta à l'hôpital pendant un mois et n'eut pas
de nouvelle crise, même par la pression au niveau du point de
Mac Burney.

### Observation XVII

Dans le 2° cas, il s'agit d'une jeune fille de 25 ans qui présenta,
il y a environ trois mois, les symptômes d'une appendicite, en
même temps qu'une paralysie de tout le côté droit, qui fut
reconnue comme d'origine hystérique. Celle-ci paraissant avoir
été provoquée par la lésion appendiculaire, on pensa que l'ablation de l'appendice pouvait amener la disparition de cette
paralysie, et l'opération fut pratiquée il y a six semaines. On
trouva l'existence d'une appendicite folliculaire avec calcul
stercoral. Les suites de l'opération furent bonnes, et la malade
guérit et de son appendicite et, ce qui l'intéressait le plus, de
sa paralysie, qui disparut dès le lendemain de l'opération.
Elle quitta l'hôpital complètement rétablie, marchant facilement
et pouvant se servir de son bras droit, ce qu'elle n'avait pu
faire depuis l'apparition des premiers accidents appendiculaires.
Ces deux cas nous ont paru intéressants tant au point de vue
de la nature des accidents, que comme résultat thérapeutique,
d'autant plus qu'aucun des éléments qui entrent en jeu ne nous
paraît pouvoir prêter sujet à discussion.

Les lésions appendiculaires ne sauraient être contestées,
puisque l'opération a permis de les constater. La nature hystérique des accidents a été également nettement reconnue. Quant
à l'action des lésions sur la provocation de la névrose, ce qui
nous intéresse le plus, il nous semble difficile de la mettre en
doute. Cette action nous paraît suffisamment démontrée par
l'évolution des accidents nerveux, leur apparition en même

temps que les premiers phénomènes d'appendicite, leur marche parallèle à celle de l'affection, chaque poussée appendiculaire amenant une recrudescence des troubles nerveux, enfin la disparition de ceux-ci après l'ablation de l'appendice malade.

L'appendicite peut donc jouer, de même que les lésions utéro-ovariennes, le rôle d'agent provocateur d'accidents hystériques ; l'intervention chirurgicale, dans un cas comme dans l'autre, est également rationnelle et peut amener la disparition de ces accidents, dont la présence peut constituer dans certains cas une indication importante dans la décision que doit prendre le chirurgien.

M. le professeur de Rouville, qui a été juge dans cette dernière thèse, a dit avoir une observation typique et personnelle d'association hystéro-appendiculaire.

Enfin dans la même thèse de Lelong, nous trouvons onze observations d'association de l'hystérie avec des affections diverses des organes génito-urinaires.

Ce ne sont pas les cas d'associations névroso-génitales et urinaires qui manquent dans la littérature médicale. Nous-même avons eu l'occasion d'en observer plusieurs cas durant nos études médicales.

### Observation XVIII

(Personnelle)

Nous reproduisons l'histoire clinique d'une malheureuse jeune femme, L. R. âgée de 25 ans, à laquelle nous nous sommes énormément intéressé et qui est morte d'hémorragie à la suite d'une intervention chirurgicale faite par M. le professeur Tédenat.

Il s'agissait d'une hystérique qui présentait tous les

stigmates : crises avec sensation de boule, hémianesthésie
zone hystérogène et qui se plaignait depuis plusieurs
années de symptômes de dysménorrhée hémorragique.

Après examen des voies génitales on porte le diagnostic
de rétroflexion de l'utérus avec adhérences fibreuses, et
salpingo-ovarite droite.

On fait une hystérectomie vaginale totale et on constate
à l'examen direct que l'utérus et les annexes présentaient
de nombreuses et solides adhérences fibreuses.

Il y avait très certainement une influence réciproque de
l'hystérie et de la lésion organique et l'intervention radi-
cale qui a été faite aurait à coup sûr amélioré tout au
moins l'état de la malade sans une hémorragie post-opé-
ratoire qui a emporté la malheureuse jeune dame.

Nous croyons avoir démontré une des affirmations que
nous avons avancées dans la première partie de ce travail,
à savoir l'étendue du sujet et les nombreuses variétés cliniques névroso-organiques.

# CHAPITRE III

## ANALYSE CLINIQUE. — SYMPTOMATOLOGIE
## ET ÉVOLUTION

Il semblerait, d'après tout ce que nous venons de dire dans les chapitres précédents, qu'une analyse clinique de ces associations serait impossible ou tout au moins très difficile à présenter dans une vue d'ensemble comme nous avons la prétention peut-être téméraire de le faire. Cependant, déjà le titre même de ce travail nous indique la méthode que nous devons suivre pour mener à bien notre analyse clinique.

Les lésions organiques que nous avons envisagées sont très nombreuses, puisqu'elles occupent tous les organes ou appareils ou sont sous la dépendance d'une maladie générale ou d'une diathèse quelconque.

D'autre part, les névroses hystérie et neurasthénie sont protéiformes, peuvent revêtir un masque quelconque, les tableaux symptomatiques les plus variés ; elles peuvent tirer leur caractère clinique de leurs localisations et l'on sait si celles-ci sont nombreuses.

Notre tâche ne doit donc pas consister à présenter l'analyse symptomatique de toutes les lésions organiques et des névroses ; il n'est d'ailleurs pas dans notre intention d'envisager la question à ce point de vue.

Il est bien plus intéressant et moins banal d'étudier les associations névroso-organiques sous un autre jour.

Il vaut mieux se demander comment les névroses et les lésions organiques coexistent, la proportion symptomatique de chacun des éléments de l'association, s'il y a influence réciproque de ces deux éléments, enfin leur évolution clinique.

A priori déjà nous pouvons supposer plusieurs cas.

A) Ou bien un seul des éléments existe au moment de l'examen du malade ;

B) Ou bien les deux éléments existent simultanément.

A) Ainsi, un des éléments de l'association névroso-organique est seulement constaté, mais, dans ce cas, nous pouvons supposer que les deux éléments ont toujours été séparés, n'ont jamais coexisté ou bien qu'ils ont été associés à un certain moment.

Pour fixer les idées et dans la crainte de ne pas être compris facilement, donnons quelques exemples à l'appui de ce que nous avançons :

Nous sommes en présence d'une diabétique, par exemple. Cette malade ne présente aucun stigmate d'hystérie, mais dans son histoire clinique elle nous dit avoir eu des crises avec sensation de boule, etc...

Dans un autre cas, il s'agit d'une hystérique. Nous apprenons, par un interrogatoire complet, que dans ses antécédents personnels il y a eu une fièvre typhoïde et que c'est la dothiénentérie qui est la cause provocatrice de la névrose.

La diabétique n'a jamais présenté d'association névroso-organique.

La seconde malade, au contraire, l'hystérique, a eu en même temps et à un certain moment de sa vie la manifestation symptomatique de sa névrose actuelle et d'une lésion organique due à l'Eberth.

*B)*. Enfin, les deux éléments de l'association névroso-organique peuvent coexister au moment de l'examen clinique ; il y a, dans l'état actuel du malade, coexistence de l'hystérie ou de la neurasthénie d'une part et d'une lésion organique quelconque d'autre part.

Dans ce cas, nous pouvons assister à un tableau symptomatique différent suivant qu'il y a prédominance de l'un des éléments de l'association ou influence réciproque, c'est-à-dire excitation de l'un des éléments morbides par l'autre. Ainsi, la névrose et la lésion organique peuvent se manifester cliniquement chacune par ses symptômes habituels ; nous nous trouvons en présence d'un cas où nous assistons à deux tableaux symptomatiques chez le même malade ; il n'y a pas alors influence de la névrose sur la manifestation de la lésion organique, mais il peut y avoir prédominance de l'un de ces deux facteurs ; il y a simplement coexistence. Dans un autre cas, il y a une véritable association symptomatique, une influence réciproque de la névrose sur la lésion d'une part, ou de la lésion organique sur la lésion fonctionnelle d'autre part. Il y a bien un tableau symptomatique dû aux deux éléments de l'association névroso-organique, mais au lieu d'être en présence d'une simple coexistence de la névrose et de la lésion organique, il s'agit dans ce cas d'une véritable intrication, il y a influence réciproque.

Nous pouvons dire que dans un des cas il y a coexistence, dans l'autre il y a association.

Ainsi, en examinant un malade, nous trouvons que c'est un saturnin présentant ou ayant présenté des troubles plombiques : liséré, coliques, d'autre part il présente les stigmates de l'hystérie, il a de temps en temps des crises.

La lésion organique dans ce cas évolue pour son compte, laissant la névrose de côté ; celle-ci lui rend la pareille et semble aussi la dédaigner.

Dans un autre cas il s'agit aussi d'un saturnin qui a un moment donné fait une paralysie qu'on diagnostique de nature hystérique ; cette paralysie affecte une localisation toute particulière, c'est une paralysie des extenseurs de l'avant-bras, paralysie habituelle dans le saturnisme. On voit bien là, sans que nous ayons besoin d'insister, une influence du saturnisme sur la manifestation hystérique du même malade ; il y a influence de l'un des éléments de l'association sur l'autre, il y a une véritable association.

Nous pouvons résumer tout ce que nous venons de dire dans ce chapitre de la façon suivante :

A) Un seul des éléments de l'association névroso-organique existe au moment de l'examen du malade.

a) Les deux éléments n'ont jamais coexisté.

b) Il y a eu coexistence des deux éléments à un certain moment de la vie du malade.

B) Il y a association névroso-organique au moment de l'examen du malade.

a) Il n'y a pas d'influence de l'un des éléments sur l'autre.

b) Il y a influence réciproque des deux tableaux symtomatiques, l'un dû à la névrose, l'autre sous la dépendance de la lésion organique.

Des quatre modalités cliniques que nous venons d'envisager il n'entre dans le cadre de notre étude que les cas *a* et *b* de *B*) A la rigueur nous avons fait allusion à des cas *b* de *A*), nous en parlerons peut-être ultérieurement, mais ce n'est que pour montrer certaines affinités entre une maladie quelconque et une des névroses hystérie ou neurasthénie. Quant aux cas *a* de *A*) nous ne pouvons même pas en parler et nous n'y ferons pas allusion dans notre travail.

Le point important, intéressant de notre thèse est à proprement parler l'association névroso-organique *b* de *B*). Nous voulons attirer l'attention et étudier l'association névroso-organique, mais nous insisterons non pas surtout sur les cas *a* de *B*) qui sont des cas de coexistence de lésion organique et de névrose, mais avant tout sur les cas *b* de *B*), cas qui peuvent être mieux dénommés intrication névroso-organique comme nous l'avons déjà dit. La lecture de nos observations résumées ou reproduites en entier montrent que le schéma que nous venons de faire n'est pas du tout une vue de l'esprit, mais la reproduction de la réalité clinique.

Ainsi la symptomatologie peut se résumer en deux mots : 1° il y a simple coexistence névroso-organique et alors nous assistons à un tableau clinique composé de symptômes ou signes, en un mot de manifestations morbides dues les unes exclusivement à la lésion organique, les autres seulement à la névrose, celle-ci se présentant avec son tableau habituel, général.

2° Il y a véritablement association névroso-organique c'est-à-dire intrication des symptômes organiques et névrosiques.

Les troubles anatomiques impriment un cachet particulier à la névrose ou bien la névrose influe sur la symptomatologie de la lésion organique.

L'évolution aussi peut se résumer en deux mots :
1° Un des éléments morbides de l'association disparaît et
laisse l'autre éléments évoluer seul ; 2° les deux éléments
morbides évoluent en même temps avec ou sans influence
réciproque.

# CHAPITRE IV

## ÉTIOLOGIE. — PATHOGÉNIE

Nous avons montré jusqu'à maintenant les diverses lésions organiques s'associant aux deux névroses que nous étudions, l'hystérie et la neurasthénie.

Nous avons insisté sur les modalités cliniques de ces associations. Nous avons dit qu'il y a coexistence, association des deux éléments, prédominance ou influence de l'un des éléments. Enfin, nous avons attiré l'attention sur l'évolution de la lésion organique et de la névrose, nous avons dit que si ces deux éléments peuvent s'associer, leur coexistence n'est pas nécessairement définitive, puisque nous avons démontré par plusieurs exemples cliniques qu'un des éléments névrose ou lésion organique peut se surajouter et peut disparaître, la manifestation première n'étant pas nécessairement celle qui cèdera la place à la seconde apparue. Eh bien ! il est temps de se demander le comment et le pourquoi de ce que nous avons avancé ou plutôt de ce que nous avons constaté et affirmé comme étant l'expression de la réalité clinique.

Il est quelques questions que doit se poser le clinicien suivant les cas particuliers.

Il ne suffit pas, en effet, de porter un diagnostic ana-

tomique, symptomatique, il faut aussi et autant que
possible arriver à un diagnostic étiologique et pathogénique, sans quoi toute thérapeutique rationnelle, scientifique
est impossible, le traitement, les malades s'en ressenti-
ront cruellement.

Pourquoi y a t-il association ? Pourquoi dans un cas la
névrose ou la lésion prend elle une forme clinique
particulière, revêt-elle un masque symptomatique original,
sortant de l'ordinaire ?

Pourquoi y a-t-il prédominance de tel symptôme névrosique ou organique ? Quelle est la cause de l'élément
surajouté, second ? L'un des éléments est-il et peut-il être
la cause provocatrice de l'autre ? Voilà autant de questions que le clinicien doit se poser. Il ne doit pas en
dédaigner la discussion et la solution, prétextant que c'est
du domaine de la pathologie interne, externe ou générale.

Ce n'est pas seulement un intérêt théorique qui nous
pousse à les résoudre, ce n'est pas seulement une satisfaction pour l'esprit que d'avoir une réponse à toutes ces
questions, mais c'est dans le but de poser un diagnostic
complet et exact et partant de faire une thérapeutique
rationnelle et non exclusivement symptomatique, en un
mot, afin de pouvoir poser toutes les indications tirées
de l'analyse clinique minutieuse du cas et afin de pouvoir
hiérarchiser les éléments morbides.

Nous avons dit plus haut que ce sont surtout les neuro-
pathologistes qui ont attiré l'attention sur les associations névroso-organiques et particulièrement sur l'hystérie
que l'Ecole de la Salpétrière a appelée la grande simulatrice.

Ce sont les neurologues qui ont montré que devant
chaque cas clinique il faut toujours se demander si l'on

a affaire à une névrose, à une lésion organique ou à une association des deux.

Ils ont montré, enfin, que la participation névrosique n'est pas seulement un luxe symptomatique, mais aussi et surtout un inconvénient pour le malade et qu'il y a un intérêt manifeste, une indication expresse à la combattre.

Pour avoir une idée nette des associations névroso-organiques, il faut, en effet, consulter surtout les œuvres de Charcot, les thèses de Souques et de Guinon, les leçons cliniques de Grasset et Pitres, les traités du système nerveux tels que celui de Grasset et Rauzier, le traité de Gilles de La Tourette sur l'hystérie, etc.

Pourquoi y a t-il fréquemment associations névroso-nerveuses ? La réponse en est bien simple. C'est qu'il y a une véritable parenté morbide entre les différentes maladies nerveuses.

Parodiant la parole de la célèbre accoucheuse française Mme La Chapelle, nous pouvons dire que « les maladies nerveuses, quelles qu'elles soient, s'appellent entre elles».

En effet, dans l'étiologie des maladies nerveuses nous voyons que l'hérédité, par exemple, n'est pas toujours directe, mais quelquefois indirecte.

Le même raisonnement étiologique nous montre aussi les rapports intimes qui unissent les névroses hystérie et neurasthénie aux maladies appartenant à l'arthritisme.

En effet, il y a une réelle parenté morbide entre la névropathie en général et l'arthritisme ; on les a même unis dans la même famille, le neuroarthritisme.

Notre maître M. le professeur Grasset a déjà attiré l'attention depuis longtemps sur l'affinité réelle et incontestable qui existe entre l'hystérie en particulier et la tuberculose.

Voici ce qu'en dit Gilles de La Tourette dans son magnifique Traité sur l'hystérie, t. III, p. 240 :

« Nous savons du fait des observations publiées, celles de Grasset en particulier, qu'il n'y a pas d'antagonisme entre l'hystérie et la tuberculose. Nous serions même tenté d'ajouter en nous reportant à ce que nous avons vu à la Salpétrière que l'hystérie favorise singulièrement l'éclosion du tubercule, car dans cet hospice, où l'état sanitaire est en général très bon, nous avons noté bien souvent que les hystériques payaient un lourd tribut au bacille. »

Nous pouvons donc dire que l'hystérie est souvent provoquée par la tuberculose. Pourquoi ? Guinon y répond dans sa thèse de doctorat quand il dit à la page 133 :

« Dans toutes les maladies ou états pathologiques qui ont été jusqu'ici examinés en ce qui concerne leur rôle dans le développement de l'hystérie, on a vu quelle importance devait être attachée à l'état d'affaiblissement général où elle plonge tout l'organisme. »

Il dit aussi :

« Tous les agents provocateurs peuvent produire l'hystérie par ce mécanisme : troubles de la nutrition. »

La tuberculose est aussi une maladie infectieuse, une maladie débilitante ; rien d'étonnant alors si les maladies infectieuses, grippe, fièvre typhoïde… provoquent l'apparition de l'hystérie, c'est par le même mécanisme que la bacillose, par « troubles de la nutrition ».

L'infection peut être envisagée à un autre point de vue, avons-nous dit plus haut; c'est aussi une intoxication; rien de surprenant alors si les intoxications sont constatées comme étant aussi les causes provocatrices des névroses.

On connaît le rôle physiologique prépondérant du système nerveux, ainsi que son rôle pathogénique en pathologie. Cette notion est d'une grande importance. Elle explique l'existence des phénomènes nerveux qui peuvent accompagner plusieurs maladies, les infections, les intoxications par exemple.

Dans le cas particulier elle va nous servir aussi pour montrer comment *à priori* une lésion organique quelconque peut être la cause provocatrice de la névrose.

Toute altération anatomique et à plus forte raison toute maladie générale ne se manifeste pas sans retentir sur le système nerveux, qui est le régulateur de l'organisme.

Rien de surprenant alors si le système nerveux prédisposé, que cette prédisposition soit héréditaire ou acquise, sous cette influence perturbatrice, crie lui aussi.

La prédisposition nous explique pourquoi il y a apparition de phénomènes névrosiques et non simplement nerveux.

Pourquoi alors, demandera-t-on, y a-t-il plutôt névrose que lésion organique nerveuse ? A cela nous répondrons de la même façon que M. le professeur Grasset dans une de ses *Leçons cliniques*, 2ᵉ série, p. 619 :

« Les toxines du bacille d'Eberth (dans le cas particulier il s'agit de la dothiénentérie, mais il est très facile et très légitime de généraliser) ont frappé les centres nerveux dans leur force sans leur laisser le temps de réaliser des lésions. »

Par la citation que nous avons faite plus haut, tirée de Gilles de la Tourette, on voit que ce dernier auteur affirme que l'hystérie n'est pas seulement provoquée par la bacillose, mais aussi que cette dernière peut être la cause provocatrice de la grande névrose.

Nous sommes complètement de son avis, nous croyons que la névrose, nous ajoutons localisée ou monosymptomatique, peut être la cause provocatrice de la localisation d'une lésion organique.

Cette assertion semble paradoxale de prime abord.

Cet ordre dans la succession des processus morbides est rare, nous le reconnaissons ; il est difficile à mettre en lumière, mais ce rapport de cause à effet existe, il est en tout cas logique.

« Nous admettons bien, dit M. le profeseur Grasset dans ses *Leçons cliniques*, 2ᵉ série, p.257, nous admettons bien dans l'hystérie ou la neurasthénie l'altération purement fonctionnelle et, par suite, curable. A un degré de plus, nous avons des troubles vasculaires, circulatoires, on conçoit que ces altérations ne soient pas nécessairement définitives. »

Elles peuvent donc le devenir, concluons-nous, et de fait c'est ce que dit notre maître. Plus loin, il ajoute, en parlant d'un tabétique : « ... Ces malades ont une claudication intermittente de leurs cordons postérieurs avant d'en avoir une sclérose définitive et incurable. »

Il y a donc des cas, rares nous le concédons, mais incontestables où les altérations névrosiques deviennent anatomiques. Le trouble fonctionnel est un premier pas vers la lésion organique, qui n'est que le degré ultime du processus morbide, dont la manifestation première a été simplement une lésion dynamique.

Dans le chapitre précédent nous avons reproduit la statistique de Gilles de la Tourette, sur 18 cas d'ulcère rond. Ce dernier auteur dit que 6 sinon 7 relèvent de l'hystérie; bien plus, il ajoute que depuis 1894 il a eu maintes fois la confirmation de ce rapport de cause à effet. Il ne se contente pas de l'affirmer, il essaye d'en donner une explication que nous croyons juste, tout au moins rationnelle.

5

Il dit, en effet, dans un article de la *Semaine médicale* de 1894, p. 380, et intitulé Diathèse vaso-motrice :

« L'ulcère rond de l'estomac, chez les hystériques, n'est donc qu'une conséquence, qu'une manifestation directe de cette fonction de l'hystérie qu'est la diathèse vaso-motrice, laquelle tient sous sa dépendance aussi et par le même mécanisme, tant les troubles trophiques des muqueuses que ceux du tégument externe. Devant la fonction digestive du suc gastrique, la solution de continuité ainsi produite tend tout naturellement à devenir permanente ».

Gilles de la Tourette essaye aussi de donner une explication heureuse de la bacillose succédant à une hémoptysie hystérique. Il exprime sa pensée à la page 234 de son traité sur l'hystérie, tome III ; nous reproduisons le passage textuellement :

« D'après ce que nous avons dit, on conçoit que la marche de l'hémoptysie hystérique soit esssentiellement variable ; comme toutes les autres manifestations de la diathèse vaso-motrice, elle est éminemment sujette à des récidives survenant presque toujours sous l'influence des mêmes causes, le paroxysme convulsif en particulier ».

Il complète sa conception des rapports de l'hystérie et de la tuberculose plus loin à la page 242. Nous ne pouvons pas mieux faire que de laisser parler l'auteur lui-même :

• « Ce qu'on peut admettre, dit-il, c'est que le terrain hystérique si mobile, si changeant chez ces anorexiques émaciés au suprême degré, regagnant le mois suivant 15 kilos de leur poids, la tuberculose fructifie mal ou très irrégulièrement le lendemain du jour où elle avait germé avec les meilleures chances de développement. Mais pour cela même, qu'on ne vienne pas dire qu'il faille se garder

de traiter les accidents hystériques, car de leur disparition résulte, à notre avis, la première indication thérapeutique dont on doit se proposer la réalisation ».

Pourquoi maintenant la névrose affecte-t-elle une localisation plutôt qu'une autre ?

M. le professeur Grasset dit, en parlant du tabès, dans
ses *Leçons cliniques,* 2ᵐᵉ série, p. 576 :

« La syphilis joue le rôle infectieux et l'hérédité névro-
pathique détermine la localisation. »

Ainsi, la localisation s'explique par ce fait que l'organe
est devenu un *locus minoris resistentiæ,* ou bien parce
qu'il y a une prédisposition héréditaire ou acquise.

Telle est l'opinion de M. le professeur-agrégé Rauzier
exprimée dans une leçon clinique faite à l'hôpital suburbain, et à laquelle nous avons eu le bonheur d'assister
pendant les grandes vacances de 1901.

Cette magistrale leçon a paru dans le *Nouveau Montpellier médical* du 3 novembre 1901, et nous croyons devoir
en faire l'extrait suivant :

« En somme, voici un malade simultanément atteint
d'angine de poitrine et d'une affection ancienne de l'orifice
aortique ; loin que le syndrome angineux dépende, comme
c'est la règle, d'une altération organique occupant l'aorte
ou son voisinage, il est ici fonction d'une névrose super-
posée à la cardiopathie et à laquelle le malade était héré-
ditairement prédisposé.

Mais pourquoi une pareille localisation de l'hystérie ?
Les manifestations cardiaques ou cardio-vasculaires de la
névrose, tout en étant connues et classées sont cependant
exceptionnelles, et l'angor hystérique auquel Le Clerc con-
sacrait, il y a une quinzaine d'années, une intéressante
monographie est loin d'être d'une observation courante.

La raison doit en être cherchée, à mon avis, dans

l'existence, chez notre malade, d'une lésion cardiaque préalable. Celle-ci, véritable épine organique, est devenue, en quelque sorte, pour la névrose un centre d'attraction, et l'hystérie, maladie générale du système nerveux, a fait option de ce *pars minoris resistentiæ* en l'absence duquel elle eût indifféremment porté ses coups ailleurs. C'est une loi générale, dans l'histoire des grandes névroses, qu'elles affectent avec une certaine prédilection les parties tarées de l'organisme et réalisent ainsi des associations hystéro-organiques dans lesquelles il est quelquefois difficile en clinique de faire la part de chacun des éléments consti-tuants. Le diagnostic est souvent rendu particulièrement délicat. Et voilà pourquoi je ne crains pas de vous répéter : méfiez-vous des localisations viscérales des névroses ; s'il n'est point impossible qu'une névrose se localise sur un viscère sain et se borne à en troubler passagèrement la fonction, le plus habituellement, la névrose traduit l'existence d'une lésion locale ou d'une tendance patho-logique de l'organe; le tableau symptomatique, souvent disproportionné à la lésion et grossi par la névrose, de même qu'un objet imperceptible se trouve hypertrophié par la lentille d'un microscope, peut, en raison de son exubérance même, écarter l'impression d'une lésion dont l'examen objectif ne confirme pas suffisamment l'exis-tence, le médecin conclut à la névrose pure, et quelque temps après, les faits se chargent de donner un démenti à son pronostic. »

Ces paroles sont celles d'un clinicien consommé et ne peuvent qu'entraîner la conviction.

Nous terminerons ce chapitre, que nous avons intitulé Etiologie et Pathogénie, en résumant les différents points que nous avons mis en relief. Nous avons montré, par les citations que nous avons faites, que tout a été exprimé

avant nous et que nous ne faisons que reproduire les idées
de nos maîtres. C'est pour nous une bien grande conso-
lation et récompense que de montrer, à la fin de nos études,
que nous les avons si bien compris, que nous en parta-
geons les idées et que nous en sommes le défenseur
tout au moins convaincu.

Ainsi, les associations névroso-organiques peuvent
s'expliquer de la façon suivante :

1° Par les parentés morbides ;

2° Parce que l'un des éléments peut être la cause provocatrice de l'autre, la névrose provoquant une lésion organique ou celle-ci provoquant l'altération dynamique ;

3° La lésion névrosique n'est que le premier stade qui
peut être unique de l'altération anatomique ;

4° La localisation s'explique par la prédisposition de
l'organe.

# CHAPITRE V

## DIAGNOSTIC

Il est admis par tous les cliniciens qu'un diagnostic aussi complet que possible est le seul moyen d'avoir le meilleur résultat thérapeutique. Ce diagnostic ne doit pas être seulement symptomatique, nosologique, anatomique, mais surtout et autant que faire se peut étiologique, pathogénique, un diagnostic de nature ; c'est une des qualités primordiales du clinicien, c'est la condition *sine qua non* de toute thérapeutique ayant la prétention d'être rationnelle.

Eh bien ! puisqu'il en est ainsi, comment allons-nous nous y prendre pour faire le diagnostic d'une association névroso-organique ?

Et tout d'abord, quelles sont les questions que doit se poser le clinicien au lit du malade ? Nous l'avons dit dans le chapitre précédent : devant chaque cas clinique on doit se demander si l'on n'a pas affaire à une lésion organique simple, à une association névroso-organique ou enfin à une névrose pure.

Nous avons déjà dit que nous ne voulions pas parler, et cela se comprend, de la symptomatologie des lésions organiques, nous n'avons pas l'intention non plus de montrer comment on doit en poser le diagnostic.

Il est facile ou relativement facile de le faire.

S'agit-il, au contraire, d'une névrose pure ? C'est là une question qui est quelquefois délicate à résoudre, car la névrose peut se présenter à nous de deux façons : ou bien l'on à affaire au tableau général habituel de la névrose et alors le diagnostic est facile ; ou bien il est question de la névrose localisée, monosymptomatique.

Faut-il dire qu'il s'agit, dans ce dernier cas, de la névrose pure ou bien affirmer, au contraire, qu'il y a association névroso-organique ? C'est là une question souvent d'une délicatesse extrême et à laquelle des cliniciens les plus éminents n'ont pas pu répondre quelquefois.

M. le professeur Grasset nous disait un jour, textuellement, au lit d'une malade :

« Quand je vois une hystérie monosymptomatique, je crains une épine organique. C'est fréquent ».

M. le professeur agrégé Rauzier, nous disait aussi à une de ses leçons que nous avons reproduite plus haut :

« Méfiez-vous des localisations viscérales des névroses... le plus habituellement la névrose traduit l'existence d'une lésion locale ou d'une tendance pathologique de l'organe.» Ainsi, les cas les plus intéressants, les plus difficiles à diagnostiquer sont ceux qui entrent dans la subdivision *b* de *B* de notre schéma. Le diagnostic est souvent très difficile à faire quant il s'agit d'intrication névroso-organique.

Une hystérique a des vomissements, des hématémèses. S'agit-il de troubles névrosiques ? Ces symptômes sont-ils la manifestation d'une lésion organique, l'ulcère rond ? enfin a-t-on affaire à une association de névrose et d'*ulcus rotundum* ?

Une autre malade présente des hémoptysies fréquentes,

elle est névrosique, à un certain moment on trouve des lésions au sommet. Les hémoptysies sont-elles hystériques, sont-elles bacillaires ? à partir de quel moment ont-elles cessé d'être de nature névrosique pour devenir simplement la traduction visible d'une lésion pulmonaire de nature tuberculeuse ? Ces hémoptysies fréquentes ne sont-elles pas en même temps de nature névrosique et de nature bacillaire ?

Une bacillaire pulmonaire présente les stigmates de l'hystérie et de plus une aphonie plus ou moins complète ; on trouve des lésions organiques des cordes vocales ; faut-il conclure que cette aphonie est organique ou névroso-organique ?

Un aortique présente des symptômes d'angine de poitrine, il est en même temps hystérique : peut-on dire que l'angor doit être rattaché à la lésion aortique ou au contraire affirmer la nature névrosique de l'angine ?

Un saturnin présente des coliques, faut-il conclure immédiatement à la nature plombique de cette viscéralgie ou faut-il porter le diagnostic de coliques névrosiques chez un saturnin ?

Telles sont les questions qu'on peut avoir à résoudre au lit du malade. La lecture de nos observations montre bien qu'on s'est posé ces questions et qu'on y a répondu : le pronostic et le traitement en dépendent.

Nous avons dit qu'il est des cas où il y a impossibilité absolue de faire le diagnostic, car les névroses peuvent simuler presque tout. Cependant, un interrogatoire minutieux du malade, une analyse clinique complète et consciencieusement faite permet, sinon toujours, du moins souvent, d'affirmer la nature de la lésion, de poser un diagnostic ferme. Nous avons reproduit l'observation de cette jeune bacillaire qui présentait une aphonie que M. le

professeur Grasset faisait disparaître dans son cabinet
après une séance d'hypnotisme. L'aphonie était de nature
purement névrosique.

Tout autre est le cas de cette hystérique qui a présenté
à un moment donné une aphonie qu'on a diagnostiquée
être organique, puisque l'examen du larynx fait par le
Dr François démontrait l'existence d'une lésion organique laryngée. Cette malade guérit de la lésion organique,
mais elle présente toujours son aphonie, qui prend alors
le caractère névrosique ; elle est d'intensité variable, elle
disparaît et revient sans qu'on sache ni comment, ni
pourquoi. A la suite elle a présenté des lésions du sommet
du poumon, des lésions péritonéales que notre maître, M.
le professeur Grasset a diagnostiquées de nature bacillaire.

Cet aortique hystérique qui a fait l'objet de la leçon de
M. le professeur agrégé Rauzier, présentait en même
temps un tableau symptomatique d'angor névrosique; les
accès d'angine de poitrine étaient nocturnes.

Un malade vient aux consultations gratuites de notre
maître, M. le professeur Rauzier, se plaignant de coliques ; il est en même temps peintre. A l'examen on trouve
les stigmates de l'hystérie. A quoi rattacher ces douleurs
viscérales dont souffrait le malade ? A la névrose ou à
l'intoxication saturnine ?

Un interrogatoire complet, une analyse minutieuse des
troubles, ont montré que le sujet ne présentait pas de
constipation opiniâtre, caractère constant de la colique
saturnine et à l'examen on trouve le ventre normal et non
en bateau. M. le professeur Rauzier porte alors le
diagnostic d'entéralgie hystérique chez un saturnin.

Ainsi, par ce qui précède, l'on voit que si quelquefois
le diagnostic est difficile à poser, reste en suspens, par
contre, un examen méthodique succédant à un interroga-

toire complet, peut aider d'une façon singulière à asseoir le
diagnostic et permet, en conséquence, d'opposer un
traitement rationnel à des troubles dont on connaît, dont
on affirme la nature.

# CHAPITRE VI

## PRONOSTIC

On admet que la qualité primordiale d'un clinicien, c'est de savoir poser un diagnostic. Comme nous l'a souvent répété notre maître M. le professeur Rauzier, un bon pronostic, c'est ce qui permet aux clients de juger leur médecin et, cependant, en général, rien n'est plus délicat, rien n'est plus difficile; souvent même, il est impossible de le faire.

Etudions séparément les deux éléments de l'association névroso-organique et voyons ce qui va nous permettre, dans quelques cas sinon dans tous, de porter un pronostic précis ou tout au moins de prévoir les différentes issues de la maladie, une déception n'étant jamais pardonnée au médecin, une prophétie, quelque sinistre qu'elle soit, étant supportée, si l'on sait choisir le confident parmi un certain groupe de personnes de l'entourage. L'instruction, l'esprit analytique ne sont pas les seules qualités que doive présenter un praticien, il faut aussi avoir du tact.

Nous n'allons pas passer en revue les différentes lésions organiques et en discuter le pronostic ; cette étude serait intéressante mais longue et n'entre pas dans le cadre de notre travail.

Le pronostic est variable et diffère suivant les cas.

La névrose, au contraire, quand elle se présente avec son tableau clinique général habituel, permet de porter un pronostic ferme. La névrose par elle-même n'ayant jamais été assez grave pour mettre en danger la vie du malade.

D'après ce que nous avons dit dans les chapitres précé-dents, la lecture des citations que nous avons faites et empruntées à nos maîtres et à d'autres neurologues émi-nents, montre d'une façon nette qu'au contraire le pro-nostic n'est pas si bénin quand il est question de la névrose localisée, mono-symptomatique. Si l'état actuel du malade ne permet pas d'affirmer la lésion organique qui dicterait le pronostic, on peut tout au moins porter des restrictions et dire que la localisation indique une prédis-position ou une tendance pathologique de l'organe ; bien plus, la névrose mono-symptomatique peut provoquer l'apparition d'une lésion organique dont les troubles dyna-miques ont été le premier stade du processus morbide.

Ainsi, si l'association névroso-organique se présente à nous sous forme de coexistence de l'élément névrose et de la lésion organique, généralement le pronostic est relativement bénin, et se tire habituellement de la gravité de la lésion.

Ce qu'on peut affirmer, c'est que si la névrose se mani-feste par son tableau clinique habituel, général, elle n'aggrave pas le pronostic de la maladie, elle ne fait, au plus qu'enrichir, qu'illustrer le tableau symptomatique, quelquefois, à la grande satisfaction du patient, toujours au désespoir de l'entourage.

Si au contraire la névrose est monosymptomatique, le pronostic doit être plus réservé. On devra dire à la famille que la névrose est essentiellement capricieuse, peut aider l'évolution rapide de la lésion organique, en général, en ralentir la marche suivant les cas ; mais qu'on ne peut rien prévoir de l'avenir.

Ainsi il se dégage des idées que nous avons développées dans ce chapitre les propositions suivantes :

1° La névrose monosymptomatique n'a pas du tout le pronostic bénin de la névrose générale. Il faut craindre sinon affirmer une épine organique actuelle ou ultérieure.

2° Si, en général, l'association névroso-organique présente un pronostic relativement bénin, une évolution lente, il faut aussi signaler le caractère capricieux, inconstant que la névrose imprime à la marche du complexus morbide.

Des poussées aiguës succèdent à des périodes d'accalmie, les unes et les autres de durée fort variable, sans qu'on sache ni comment ni pourquoi. Tout en affirmant que l'évolution est généralement lente, il faut mettre en lumière un point, à savoir le rôle important que joue l'élément névrose dans la précipitation de la terminaison de la maladie et l'importance qu'il y a à en combattre les méfaits.

L'influence de la névrose n'est pas toujours à dédaigner et peut-être une des indications à remplir et des plus importantes.

# CHAPITRE VII

## INDICATIONS

Toute thérapeutique pour avoir chance d'aboutir doit être surtout basée sur les indications tirées de l'analyse clinique la plus minutieuse du diagnostic le plus détaillé, le plus complet. Une fois les indications posées, il faut les hiérarchiser.

L'indication primordiale doit être celle tirée de la nature de la maladie, de la cause, de la pathogénie, de l'évolution. Les indications symptomatiques viennent en dernier lieu, mais ne doivent pas être dédaignées.

Ce que nous avons dit dans les chapitres Symptomatologie, Étiologie et Pathogénie, enfin Diagnostic, nous permet d'être bref maintenant.

La cause de l'association névroso-organique peut être la même pour tous les deux éléments : lésion organique et névrose. Combattre cette cause générale, c'est là la première indication. L'élément névrose ou organique peut être la cause provocatrice de l'autre, la névrose provoquant l'altération organique ou celle-ci étant la cause des troubles dynamiques. Voilà une seconde indication. Enfin, il peut être indiqué, nous pouvons même dire il y a toujours indication à combattre les symptômes appartenant les uns à l'hystérie ou à la neurasthénie, les autres à la lésion organique en question.

Un chapitre sur le traitement serait très intéressant, mais il dépasserait les limites de ce modeste travail.

## CONCLUSIONS

1° Une association névroso-organique n'est pas la coexistence d'une lésion anatomique et de phénomènes nerveux, qui sont des symptômes obligés, habituels ou fréquents d'une maladie organique. Il s'agit plus particulièrement de la coexistence, d'une part, d'une des névroses (nous n'avons étudié que l'hystérie et la neurasthénie) cliniquement observées et démontrées, et, d'autre part, d'une lésion organique quelconque.

2° Les névroses hystérie et neurasthénie peuvent s'associer à toutes les lésions organiques d'ordre chirurgical ou médical, localisées ou généralisées, à toutes les affections ou maladies.

3° La névrose se manifeste avec son tableau général habituel ou bien par un seul symptôme ; il s'agit alors de névrose monosymptomatique ou localisée. Un des éléments de l'association disparaît et laisse l'autre élément évoluer seul ou bien les deux éléments morbides évoluent en même temps sans influer l'un sur l'autre ou avec influence réciproque.

4° La fréquence de certaines associations névroso-

en plaques et d'hystérie associées avec autopsie, p. 212.

—     Basophobie ou abasie phobique chez un hémiplégique : hémineurasthénie posthémiplégique, p. 591, et *Semaine médicale*, n° 46, p. 336, 1894.

—     Leçons (Novembre 1886-Juillet 1890). Deux cas d'hystérie provoquée par une maladie aiguë (fièvre typhoïde et grippe), p. 414.

—     Des rapports de l'hystérie avec les diathèses scrofuleuse et tuberculeuse. *Montpellier médical,* mars-avril-juin-août, 1884.

GUIBERT. — Un cas d'association hystéro-organique (sclérose en plaques et hystérie). Mémoire présenté au concours entre internes en décembre 1891.

GIRAUDEAU. — Retrécissement mitral et Hystérie. *Semaine médicale*, 1895.

GILLES DE LA TOURETTE. — Traité de l'hystérie.

—          Ulcère rond. Hystérie. *Semaine médicale,* 1899, n° 48, p. 377.

—          L'ulcère rond dans les hôpitaux de Paris. Pathogénie et statistique. *Semaine médicale,* 1894, p. 274.

GUINON. — Des agents provocateurs de l'hystérie. Th. Paris, 1889.

HUCHARD. — Traité des névroses, 1883.

—     Consultations médicales.

HISCHMANN. — Intoxications et hystérie. Th. Paris 1888.

HUC. — Maladies du cœur et névroses, Th. Paris 1891.

LELONG. — De l'intervention chirurgicale dans l'hystérie. Th. Montpellier, 1902.

LANDOUZY. — Des paralysies dans les maladies aiguës. Th. agrégation, 1880.

LARGAUD. — De l'influence de l'hystérie sur la phtisie pulmonaire. Th. Montpellier, 1882, pp. 10 et 38.

LEJONNE. — De l'influence du paludisme sur le développement des névroses. Th. Lyon, 1890.

MORA V — Hémorragies dans l'hystérie. Th. Paris, 1880, n° 192.

NEVEU DEROTRIC. — De l'hystérie consécutive à l'intoxication par la morphine. Th. Paris, 1890.

PITRES. — Leçons cliniques sur l'hypnotisme et l'hystérie.

PÉRISSÉ. — Ulcère de l'estomac et certains accidents gastriques chez les hystériques. Th. Paris, 1876.

PLESSARD. — Contribution à l'étude des rapports de l'hystérie et du saturnisme. Th. Paris, 1888.

RAUZIER. — Association névroso-organique. Leçon clinique parue dans le *Nouveau Montpellier Médical*, 3 novembre 1901.

RAYMOND. — Des associations morbides en pathologie nerveuse à propos d'un cas de rhumatisme compliqué d'anesthésie hystérique. *Progrès médical*, n° 20, 1889.

— Hystérie et syphilis, paralysie psychique. *Progrès médical*, 7 avril 1888, p. 263.

ROUBY. — Contribution à l'étude de l'hystérie toxique. De l'apoplexie hystérique dans la syphilis. Th. Paris, 1899.

REGNAULT. — Hystérie et impaludisme. *Gazette des hôpitaux*, 1890, p. 23.

RIBEROLLES DE SAINT-SAUVES. — De quelques névropathies et de leurs rapports avec les lésions congénitales et héréditaires du cœur. *Revue de Neurologie*, 1898.

SOUQUES. — Syndromes hystériques simulant des maladies de la moelle épinière. Thèse de Paris, 1891.

SECOURET. — Vomissements urémiques chez une femme hystérique. Thèse de Paris, 1873, n° 126.

TRIFILETTI — Association des phénomènes hystériques à des lésions organiques de l'oreille. *Revue de Neurologie*, 1898, du *Bollettino delle malattie dell'orecchio*, 1898.

VIRES. — Hystéro-tabès. Thèse de Montpellier, 1894.

VINCENT. — Des paralysies dans la fièvre intermittente et de leur pathogénie. Thèse de Montpellier.

*Presse médicale*, 12 juin 1902. — Association hystéro tabétique.

organiques peut s'expliquer par l'affinité morbide entre la névrose et la lésion organique en question, par les parentés morbides. L'un des éléments peut être la cause provocatrice de l'autre. Les troubles dynamiques peuvent n'être que le premier stade de l'altération anatomique.

La localisation de la névrose s'explique par la prédisposition, la tendance pathologique de l'organe quand il n'y a pas déjà une épine organique.

5° Si le diagnostic reste quelquefois en suspens, un examen méthodique succédant à un interrogatoire complet et minutieux permet quelquefois de poser un diagnostic ferme.

6° Le pronostic tiré de la lésion organique est variable. Celui de la névrose est bénin quand celle-ci se présente avec son tableau habituel complet ; il est réservé quand l'on a affaire à la névrose monosymptomatique localisée ; il faut craindre, dans ce dernier cas, une épine organique actuelle ou ultérieure. Le pronostic des associations névroso-organiques est en général bénin, l'évolution étant habituellement lente, mais la névrose est capricieuse et quelquefois peut précipiter la marche progressive des altérations anatomiques.

7° Les indications thérapeutiques sont tirées : a) de la cause qui peut être unique et commune aux deux éléments morbides de l'association névroso-organique ; b) de l'un des éléments qui peut être la cause provocatrice de l'autre ; c) des symptômes dus à la névrose ou à la lésion organique.

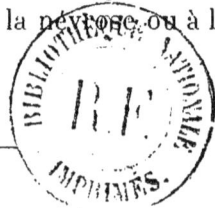

# BIBLIOGRAPHIE

D'Aurelle de Paladine. — De l'anesthésie hystérique. Contribution à l'étude des associations morbides en pathologie nerveuse. Th. Paris, 1889.

Boisset. — Parentés morbides. Th. d'agrégation.

Biugi Giudo. — *Gazzetta degli ospedali e delle cliniche*, 24 mars 1901. *Revue de Neurologie*, 1901, p. 956. L'ulcère rond de l'estomac dans ses rapports avec l'hystérie.

Bruchon (H.). — Considération sur l'étiologie et la pathogénie de l'ulcère rond de l'estomac, sa statistique dans les hôpitaux de Paris. Th. Paris, 1894, n° 486.

Cauvy. — Des arthropathies tabétiques. Th. Montpellier, 1899.

Charcot. — Hystérie et syphilis : de l'influence d'une maladie ou d'une intoxication antérieure sur le mode de localisation et la forme des accidents hystériques. Leçon résumée par Gilles de la Tourette. *Progrès médical*, 1887, n° 51, et parue en entier dans « Il Morgagni », janvier 1888.

Delarue. — Staso-basophobie. Th. Paris, 1901.

Déjerine. — Hérédité dans les maladies du système nerveux.

Dreyfous. — Hystérie alcoolique. Union médicale, 1887.

Ferran. — Du vomissement de sang dans l'hystérie. Th. Paris, 1874, n° 368.

Furet. — Contribution à l'étude de l'hystérie dans ses rapports avec divers états morbides. Th. Paris, 1888.

Fournier. — Leçons cliniques sur la syphilis.

Grasset et Rauzier. — Traité des maladies nerveuses.

Grasset. — Leçons de clinique médicale, 2ᵉ série, 1896.

— Des associations hystéro-organiques. Un cas de sclérose

# SERMENT

En présence des Maîtres de cette École, de mes chers condisciples, et devant l'effigie d'Hippocrate, je promets et je jure, au nom de l'Être suprême, d'être fidèle aux lois de l'honneur et de la probité dans l'exercice de la Médecine. Je donnerai mes soins gratuits à l'indigent, et n'exigerai jamais un salaire au-dessus de mon travail. Admis dans l'intérieur des maisons, mes yeux ne verront pas ce qui s'y passe; ma langue taira les secrets qui me seront confiés, et mon état ne servira pas à corrompre les mœurs ni à favoriser le crime. Respectueux et reconnaissant envers mes Maîtres, je rendrai à leurs enfants l'instruction que j'ai reçue de leurs pères.

Que les hommes m'accordent leur estime si je suis fidèle à mes promesses! Que je sois couvert d'opprobre et méprisé de mes confrères si j'y manque!

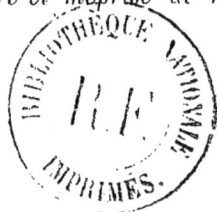

www.ingramcontent.com/pod-product-compliance
Lightning Source LLC
Chambersburg PA
CBHW050614210326
41521CB00008B/1249